Dr Jean QUANQUIN

CONSIDÉRATIONS

sur

quelques cas d'épitheliomas

des premières voies respiratoires

et digestives

traités par le radium

DIJON

IMPRIMERIE BERNIGAUD ET PRIVAT

15 — Rue Bossuet — 15

1923

Dr Jean QUANQUIN

CONSIDÉRATIONS

sur

quelques cas d'épitheliomas

des premières voies respiratoires

et digestives

traités par le radium

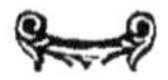

DIJON

IMPRIMERIE BERNIGAUD ET PRIVAT

15 — Rue Bossuet — 15

1923

A MON PÈRE, A MA MÈRE, A MA GRAND'MÈRE

Faible témoignage de vive affection
et d'infinie reconnaissance.

A MES SŒURS, A MES FRÈRES,

A MES PARENTS,

A MA FIANCÉE,
A TOUTE SA FAMILLE,

A MES AMIS.

A M. Le Docteur GAULT,

PROFESSEUR A L'ÉCOLE DE MÉDECINE DE DIJON
CHEVALIER DE LA LÉGION D'HONNEUR

qui fut l'inspirateur de ce travail.

Il a toujours été pour nous un maître bienveillant. Il nous prodigua son enseignement clair et précis, nous aidant de ses conseils et nous faisant profiter de sa grande expérience.

A M Le Professeur LANNOIS,

PROFESSEUR A LA FACULTÉ DE MÉDECINE
DE LYON
OFFICIER DE LA LÉGION D'HONNEUR

En hommage de profond respect et de remerciements, pour le grand honneur qu'il nous a fait en acceptant la présidence de notre thèse, et la bienveillance avec laquelle il a bien voulu nous accueillir.

A MES JUGES.

A MES MAITRES DE L'ÉCOLE DE MÉDECINE
ET DES HOPITAUX DE DIJON :

M. le Docteur LUCIEN,
qui fut notre premier maître et dont plus tard
nous avons été l'Interne.

MM. les Professeurs LECLERC, PETITJEAN,
GAULT, BARON ;
MM. les Docteurs BRENOT, GAUDEMET,
dont nous fûmes l'Interne.

MM. les Professeurs BROUSSOLE, ZIPF,
ROUX, J. DEROYE ;
M. le Professeur suppléant J. BROUSSOLE ;
MM. les Docteurs GUERAIN, MONCHARMONT,
BEL, LONGIN, BLANC, GREMEAUX, AGRON,
JACOB, BERNOT.

A MES AUTRES MAITRES

*Hommage de toute ma gratitude
et de ma bien sincère reconnaissance.*

AVANT-PROPOS

Avant de présenter ce travail, qu'il nous soit permis de remercier notre Maître M. le Dr Gault, chef du service oto-rhino-laryngologique de l'Hôpital Général de Dijon, qui a bien voulu nous en inspirer l'idée et nous en fournir les matériaux. Au cours de son élaboration nous avons eu sans cesse recours à ses conseils et il ne nous a ménagé ni son temps ni son aide. Qu'il trouve ici l'hommage de notre profonde reconnaissance.

Nous tenons aussi à faire hommage à la bienveillance de M. le professeur Lannois qui voulut bien s'intéresser à notre travail et nous apporter la lumière de ses idées et de ses observations personnelles. Qu'il soit assuré de notre sincère gratitude.

Il nous souvient que c'est dans le service de clinique chirurgicale, chez M. le Dr Leclerc, que nous fîmes, il y a plusieurs années connaissance avec la radium, agent thérapeutique. Au cours de la préparation de ce travail nous avons eu plusieurs fois recours à la haute compétence de M. le Dr Leclerc qui mit très amicalement à notre disposition ses richesses bibliographiques.

Il nous est très agréable de remercier notre ami, M. le Dr Jacob, qui a bien voulu nous aider dans nos recherches et nous faire bénéficier de son expérience personnelle.

INTRODUCTION

S'il était acquis aujourd'hui que telle variété d'épithélioma est certainement justiciable de tel traitement curiethérapique bien défini quant à la dose, à la durée, et au mode d'application lui-même, la relation de «quelques cas d'épithéliomas traités par le radium » n'aurait d'autre mérite que d'enrichir la statistique d'éléments nouveaux. Malheureusement la curiethérapie ne touche point encore à cette perfection. Elle ne paraît pas sortie de cette période d'empirisme où l'accumulation et le rapprochement des cas expérimentaux ne permettent encore que quelques timides conclusions. Quant aux lois générales elles sont encore à débrouiller dans la complexité des faits. Ainsi pensons-nous que la considération de cas d'espèces garde son intérêt. L'expérience de chacun est utile à connaître avec ce qu'elle a pu avoir de bon et tout ce qu'elle a donné de mauvais, à condition toutefois, que les traitements pratiqués aient été suffisamment méthodiques et point abandonnés aux purs effets du hasard.

Les observations que nous rapportons ici ont été choisies parmi beaucoup d'autres, en considérant non pas les résultats, mais seulement les méthodes suivies. On verra, en effet, que nos malades ont été traités par des irradiations relativement faibles mais toujours prolongées. Les résultats immédiats nous ont paru généralement meilleurs que ceux jusqu'alors obtenus dans nos applications basées sur des principes différents. Nous ne pouvons encore parler de résultats éloignés puisque, et nous le regrettons, les modifications apportées à notre technique sont relativement récentes.

Nous n'avons eu d'autre but, en entreprenant ce travail que d'exposer une série de constatations et de déductions théoriques et pratiques qui nous ont été inspirées au cours de nos études dans le service d'oto-rhino-laryngologie de l'Hôpital général de Dijon et pourrons nous guider dans l'avenir.

Nous avons sous entendu toutes les données relatives aux propriétés physiques du radium actuellement trop connues pour être répétées. Nous avons aussi écarté tout ce qui a trait à la radiumthérapie générale ne signalant que les acquisitions les plus récentes, pour nous étendre le plus possible sur le point de vue spécial qui nous occupe.

Nous avons cru ne pas devoir préciser de doses. Les idées évoluent encore beaucoup sur ce sujet : ce qui paraît vrai aujourd'hui pourra ne plus l'être dans un avenir prochain. Nous avons essayé néammoins de mettre en lumière les principales données qui doivent présider à leur détermination.

Nous avons dû laisser de côté le développement historique de la question comme d'ailleurs toute bibliographie. Il nous aurait fallu y consacrer une place disproportionnée avec le cadre de ce modeste travail.

CHAPITRE I

Indications de la radiumthérapie en rhino-laryngologie

Est-il actuellement possible de fixer des indications précises à la curiethérapie dans les épithéliomas des premières voies respiratoires et digestives ? Les avis restent très partagés sur ce point et subordonnés aux deux questions préalables : peut-on attendre des résultats meilleurs de la radiumthérapie que de l'exérèse chirurgicale et dans quels cas ? L'état actuel de la question ne nous permet pas de répondre de façon précise sur ces points. Notre expérience porte sur des cas d'espèce, et les statistiques sont encore trop disparates et trop floues pour servir de base. D'autre part, la multiplicité des techniques ne saurait permettre d'unifier les conclusions, et il faut considérer que la radiumthérapie, actuellement en pleine évolution, ne peut encore comporter les indications formelles d'une méthode mise au point.

La plupart des auteurs se montrent éclectiques. Les uns réservent la curiethérapie aux cas inopérables, comme un palliatif et un pis-aller, les autres lui confient au contraire les cas simples, limités, récents, lorsque la technique et les détails d'application faciles permettent d'escompter un résultat heureux. D'autres enfin se tiennent dans un juste milieu et, associent volontiers chirurgie et radium, voire même radiothérapie comme élément de sécurité.

Actuellement, l'usage du radium subit une double évolution : les méthodes curiethérapiques se perfectionnent, les techniques d'application s'améliorent. Des épithéliomas qui résistaient à des irradiations de 24 heures fondent avec des applications de 10 jours. Les tubes étaient difficiles à placer là où nous avons appris à mieux accéder et à les maintenir par un artifice approprié.

Les méthodes se renouvelant, les résultats changeront probablement aussi, mais le recul nécessaire ne nous est pas acquis pour savoir dans quelle mesure des applications de mieux en mieux faites auront pu les améliorer.

Le nombre et la commodité des voies d'accès constitue certainement une indication spéciale de la curiethérapie dans les cavités naturelles de la tête et du cou. Là où l'on est certain de pouvoir répartir correctement les foyers, de les maintenir, et sous contrôle constant, le temps voulu, le pronostic de l'irradiation devient favorable si le diagnostic topographique des lésions a été soigneusement établi et le type histologique de la tumeur bien déterminé.

Les tumeurs des fosses nasales et du massif facial en général, par leurs rapports avec les cavités naturelles, se prêtent particulièrement bien à ces applications, la chirurgie intervenant s'il en est besoin pour élargir la voie d'accès ou la créer artificiellement. D'autre part, l'exérèse purement chirurgicale, possible dans les cas limités, peut devenir dangereuse lorsque l'infiltration s'est étendue à la base du crâne comme la chose est courante. Dans ces conditions, le radium agit avec le maximum de discernement et le minimum de traumatisme. Enfin dans les cas très étendus, intéressant simultanément tous les diverticules du massif facial et touchant à l'étage antérieur de la base du crâne, la radiumthérapie devient l'unique ressource et donne de bons résultats, comme nous en montrerons un exemple dans nos observations.

L'exérèse chirurgicale dans les épithéliomas de l'oropharynx et de la langue a donné des succès, au moins dans des cas suffisamment limités, mais au prix d'opérations souvent très mutilantes. Si l'on considère qu'avec le radium il est possible d'arriver à la *restitutio ad integrum* sans dommage pour les régions voisines ni pour la fonction des organes, on agira dans le plus grand intérêt du malade en y recourant.

On ne peut malheureusement être aussi affirmatif en ce qui concerne le larynx où la question se complique beaucoup. Des opinions très diverses ont été émises à ce sujet. Des travaux de Lannois, Sargnon, Bérard, etc., il semblait résulter, il y a quelques années, que l'irradiation endo-laryngée sans avoir encore fourni des résultats excellents, pouvait, les techniques se perfectionnant, promettre des succès plus réels. Au Congrès d'oto-rhinolaryngologie de 1922 la question fut reprise et les rapports se montrèrent en général pessimistes. La plupart des auteurs préconisèrent la laryngectomie, l'hemilaryngectomie, la thyrotomie dans tous les cas suffisamment limités, admettant la radiumthérapie ou la roentgenthérapie comme palliatifs dans les cas inopérables. Botey lui-même, qui avait été un des innovateurs, préconisant l'intubation radifère, reconnaît son inefficacité. Il conseille comme plus sûre l'exérèse, mais fonde quelque espoir sur l'irradiation par voie rétrograde. Du rapport de Regaud, Coutard et Hautant, il résulte que seules les applications en foyer extérieur, à grande distance, forte filtration et grosses doses, peuvent être appelées à fournir de bons résultats.

Au larynx en effet toutes les difficultés sont réunies : difficulté du diagnostic topographique, difficultés d'application. De grosses réactions sont à craindre du côté des cartilages dont la nécrose est souvent signalée. On n'est donc pas en droit jusqu'à nouvel ordre d'y considérer le radium comme supérieur au bistouri, du moins pour les cas où celui-ci peut agir par une intervention suffisamment économique. Lorsque l'envahissement néoplasique est très avancé, lorsqu'il devient exo-laryngé *à fortiori*, la chirurgie perd ses droits pour céder le pas aux agents physiques. Nous n'avons pas ici à discuter la plus-value de la curiethérapie ou de la roentgenthérapie, l'intérêt possible d'une association des deux procédés. Nous rapportons des cas traités par le radium, et, bien que la méthode prête aux critiques, nous pensons qu'elle pourra encore être améliorée et donner des résultats vraiment avantageux. C'est d'ailleurs l'attaque des formes très avancées qui acheminera petit à petit, avec la progression des techniques, vers des cas meilleurs ; et avant de pouvoir nous procurer facilement les doses suffisantes pour expérimenter et pratiquer les applications externes préconisées par Regaud, nous aurons peut-être atteint avec les applications en foyers intérieurs des résultats déjà très satisfaisants. L'expérience nous a renseigné sur les causes d'échec, sur les inconvénients particuliers du radium dans le larynx. Ses indications seront subordonnées à la possibilité d'agir efficacement sur la tumeur avec le minimum de dommages pour l'intégrité de l'organe. Il n'est pas prouvé que la réalisation complète de ces conditions ne puisse être atteinte.

Enfin, si le larynx offre encore à la chirurgie un domaine où l'habileté de l'opérateur peut parfois suppléer aux difficultés opératoires, il n'en est pas souvent ainsi de l'hypo-pharynx, sa région voisine, où les exérèses chirurgicales comportent souvent de grandes difficultés pratiques. Les applications curiethérapiques y rencontrent aussi de grosses difficultés, mais elles sont possibles comme nous le montrerons, et méritent d'être considérées en ce qui concerne les épitheliomas, comme une méthode avantageuse, particulièrement efficace et économique pour l'intégrité des organes.

CHAPITRE II

Diagnostic topographique et voies d'accès

Nous montrerons qu'un des facteurs essentiels de l'irradiation est la répartition aussi homogène que possible des rayons au sein de toute la tumeur. Pour la réaliser, on multiplie les sources, ce qui a pour effet de remédier partiellement à la loi fâcheuse du carré des distances. Or, pour distribuer les divers foyers d'une façon équitable, une représentation aussi exacte que faire se peut de la topographie des lésions est indispensable.

Pour le diagnostic comme pour le traitement, la condition capitale est un accès suffisant sur la région néoplasiée. Si la voie d'accès est convenable, diagnostic et traitement seront faciles ; si elle est défectueuse, l'un et l'autre risqueront d'être incomplets. En ce qui concerne les tumeurs des premières voies respiratoires et digestives, l'accès direct sur les lésions est souvent possible et les moyens d'examen nombreux. Mais ils sont loin de permettre toujours l'acquisition de toutes les garanties désirables.

L'examen scopique est toujours le premier pratiqué, celui qui met sur la voie d'une affection suspecte, voire même, *à priori*, certainement maligne. Il faut savoir lui demander tout ce qu'il peut fournir. En un mot, il doit être complet.

Ce qu'il importe de lui demander d'abord, c'est la situation exacte de la tumeur, son lieu d'implantation, ses connexions avec les parties voisines, qui peuvent, elles aussi, avoir subi la dégénérescence néoplasique. L'attention doit se porter sur les muqueuses environnantes pour y déceler toutes traces d'infiltration, qui à un examen superficiel risqueraient de passer inaperçues. Là où le doigt ne parvient que difficilement pour apporter son contrôle, au larynx, à l'hypopharynx, la scopie doit être particulièrement attentive et méthodique.

Enfin, le clinicien doit être, en matière de tumeur, non seulement circonspect, mais clairvoyant. Il doit se souvenir que le cancer ne connaît pas de barrière, qu'il détruit et traverse les cloisons osseuses, et que sa base d'implantation est une limite apparente derrière laquelle il faut savoir regarder et prévoir. Cette condition rend parfois les choses plus difficiles qu'elles ne paraissent de prime abord, et comme nous le verrons, l'exploration chirurgicale peut devenir un premier temps obligatoire. L'expérience nous a appris l'utilité de la voie d'accès large, de l'intervention exploratrice au cours de laquelle on trouve toujours des lésions plus étendues qu'on ne l'avait prévu d'abord. Si, d'autre part, bien des essais de curiethérapie sont restés infructueux, c'est que trop souvent les véritables limites de la tumeur n'avaient pas été reconnues.

Pour obtenir un bon diagnostic, tous les moyens et l'instrumentation la plus perfectionnée possible doivent être mis en œuvre : écarteurs, valves, releveur du voile, etc. La cocaïnisation facilitera énormément un examen laryngo-scopique ou pharyngo-scopique approfondi. Enfin, pour le massif osseux, la trans-illumination et la radiographie ne devront pas être négligées. Mais, il ne faut pas oublier que les résultats peuvent être faussés lorsqu'il y a infiltration ou œdème des parties molles. Les techniques radiographiques très perfectionnées en ces derniers temps, peuvent montrer l'envahissement d'un sinus ou l'érosion d'une partie osseuse ; mais l'interprétation des clichés est parfois délicate et susceptible, entre des mains inexpérimentées de créer des erreurs.

Le toucher et le palper sont les compléments immédiats de l'examen au spéculum et au miroir. Pour diagnostiquer l'étendue des lésions « la vue ne suffit pas, le doigt, auxiliaire précieux nécessaire, permet mieux d'apprécier jusqu'où l'infiltration néoplasique poursuit sa marche sournoise sous la muqueuse, du moins pour les boyaux épithéliaux-macroscopiques, l'infiltration microscopique, trop souvent, amorce des récidives échappant à nos recherches » (1).

En effet, malgré notre impuissance trop certaine à faire la part absolue du tissu pathologique dans le tissu sain, le toucher des régions suspectes est un élément d'information des plus utiles ; c'est en mobilisant la muqueuse sur les plans profonds, en appréciant son induration, sa tuméfaction, en recherchant la

____

(1) Gault — Considérations sur le traitement du cancer de la langue.. Annales des maladies du nez, de la gorge et des oreilles. 1923.

souplesse des parties molles, que nous arrivons à fixer les limites d'un processus néoplasique souvent bien au-delà de ce qu'un simple examen faisait prévoir. La meilleure façon d'être complet dans ce genre de recherche est de contourner la tumeur, de circonscrire à bout de doigt sa base d'implantation pour être certain de ne laisser inaperçu aucun prolongement important.

L'exploration digitale peut être aidée par une main externe qui, tout en palpant, elle aussi, sert de plan résistant là où les tissus ne sont pas soutenus par un plan osseux. Enfin, nous ne faisons que signaler la palpation des régions ganglionnaires, nous réservant d'y revenir tout-à-l'heure. Disons seulement qu'un résultat positif commande une intervention spéciale sur le territoire ganglionnaire, qu'un examen négatif n'exclut pas la possibilité de son envahissement néoplasique.

Ce sont évidemment les tumeurs du rhino-pharynx, de l'oro-pharynx et de la bouche qui se prêtent le mieux à l'exploration digitale. Mais il ne faut pas lui fixer de limite et partout où le doigt peut accéder, nous pensons qu'il faut s'en servir, même en ayant recours à l'anesthésie générale s'il y a lieu. Le diagnostic topographique est un des temps les plus importants, celui dont dépendra l'avenir éloigné du malade et il ne faut reculer devant aucune difficulté pour en assurer l'exactitude. D'ailleurs, et c'est souvent ainsi que les choses se passent, après un examen aussi parfait que possible, le complément peut n'avoir lieu que sur la table d'opération, en profitant de l'anesthésie pratiquée soit pour l'exérèse ganglionnaire, soit pour la création d'une voie d'accès chirurgicale parfois nécessaire et pour fixer l'étendue de la tumeur, pour en assurer le traitement. Mais c'est là un temps auquel il ne faut arriver que déjà muni de tous les renseignements possibles.

Dans les cas où, après avoir mis en œuvre tous nos moyens d'investigation, nous resterons cliniquement indécis pour faire un diagnostic topographique suffisant, les mêmes difficultés et la même incertitude nous arrêteront lorsqu'il s'agira de procéder à l'application du radium. C'est alors que devra se discuter le choix d'un accès par voie artificielle. Dans d'autres cas, la topographie de la tumeur aura pu être convenablement déterminée, mais l'indication d'une voie chirurgicale subsistera pour accéder plus commodément sur les lésions et permettre la mise en place correcte des appareils radiants.

Toutes les régions superficielles et profondes de la face sont susceptibles d'être intéressées par les tumeurs. Toutes aussi sont abordables. Mais, de même que les divisions anatomiques habituelles sont factices pour ce qui est cancer, de même la description des voies d'accès devra viser des régions très générales sans s'encombrer de limites topographiques trop souvent effacées par l'envahissement du mal. Aussi, proposons-nous de procéder par étages tributaires chacun de cavités naturelles et de régions superficielles par lesquelles on peut les aborder.

Nous pouvons à ce point de vue décomposer le massif facial et les régions profondes qui lui correspondent en trois étages : un supérieur ou orbito-nasal, un moyen ou maxillaire supérieur et un étage inférieur décomposable lui-même en deux zones superposées : bouche et oro-pharynx, enfin zone hypo-pharyngée.

L'étage supérieur orbito-nasal correspond à cette partie haute des fosses nasales et du rhino-pharynx anatomiquement, cliniquement et chirurgicalement dépendante de la région orbitaire et immédiatement abordable par voie trans-maxillo-faciale. L'accès direct par voie nasale est possible mais pratiquement insuffisant dans la majorité des cas, parce que trop aveugle. Une tumeur de l'ethmoïde ne saurait être convenablement diagnostiquée et moins encore traitée, en passant par une fosse nasale qu'elle obstrue. Mais, cette voie est utilisable pour accéder au rhino-pharynx lorsque la rhinoscopie antérieure et la rhinoscopie postérieure combinées permettent un contrôle complet. C'est ainsi que pour irradier une tumeur limitée au cavum, on pourra introduire des porte-tubes par les fosses nasales et les mettre en bonne place en se guidant par scopie postérieure. Mais, si la masse empiète sur les fosses nasales les limites de l'envahissement sont difficiles à fixer et le procédé devient peu sûr. On peut en dire autant de la voie buccale prise isolément ou combinée à la précédente.

Restent donc les voies artificielles pour tous les cas où l'on n'a pas affaire à une tumeur bien limitée du cavum et de faible étendue.

L'accès chirurgical sur cet étage orbito-nasal est possible par toutes les voies traversant les parties superficielles de la face qui lui correspondent. On a donc à choisir entre la voie trans-maxillo-faciale, la voie trans-orbitaire ou la trans-sinuso-frontale. Chacun de ces procédés présente lui-même des variétés de technique à envisager suivant chaque cas particulier. La trans-maxillo-faciale, codifiée par Moure est d'une réalisation rapide et commode. Elle donne un jour excellent sur la région ethmoïdale des fosses nasales et permet s'il en est besoin, l'accès sur le sinus frontal et le sinus maxillaire. Lannois et Sargnon en 1920 l'avaient préconisée pour l'irradiation des tumeurs du naso-pharynx. Nous rapportons un cas de tumeur envahissante de l'ethmoïde traitée par ce procédé, qui, nous nous en sommes rendu compte, rendit très commode l'application radiumthérapique. Cette brèche trans-maxillo-faciale peut être agrandie et complétée suivant les besoins par abrasion partielle ou totale de la paroi interne de l'orbite. Si celui-ci participe d'une façon complète au processus néoplasique, on peut être conduit à effondrer sa paroi externe suivant le procédé de Krœnlein.

Dans une tumeur bi-latéralisée ou médiane, l'abaissement d'Ollier avec rhinotomie latérale double peut avoir son indication.

Si nous passons à l'étage moyen, étage du maxillaire supérieur, nous arriverons sur des régions plus superficielles en rapport plus direct avec les orifices nasal et buccal. Le sinus maxillaire est très souvent en cause dans les tumeurs qui s'y développent et c'est sa trépanation qu'il convient de réaliser par la voie la plus commode, pour la mise en place consécutive du radium. Si les téguments ont été envahis par le néoplasme, on est autorisé à les traverser directement pour atteindre la paroi antérieure du sinus, alors partiellement détruite. Dans le cas contraire, on peut accéder en respectant l'intégrité des parties molles, soit par voie buccale, soit par voie nasale. La voie buccale par trépanation de la fosse canine suivant le procédé Caldwel Luc donne le maximum de jour. On doit toujours y adjoindre le temps complémentaire, comme dans la cure de toute sinusite, d'effondrement de la paroi interne du sinus, même si la tumeur n'a pas envahi la fosse nasale, pour assurer le drainage, pour permettre au besoin d'agir simultanément par les deux orifices. La seule abrasion largement étendue de cette paroi nasale, peut d'ailleurs, dans certains cas suffire, lorsque la tumeur semble ne pas prédominer au niveau du sinus lui-même. Mais elle peut être rendue difficile par l'envahissement de la fosse nasale, et toutes les fois qu'une exploration complète s'impose, elle doit être considérée comme procédé aveugle et forcément insuffisant.

Enfin, si les lésions prédominent au niveau de l'étage inférieur des fosses nasales ou de l'apophyse palatine du maxillaire, on peut recourir à la rhinotomie sous-labiale de Rouge ou à la voie bucco-transmaxillaire qui, par la voûte palatine, conduit sur le plancher des fosses nasales et le sinus lui-même. Ici encore, chaque cas particulier comporte une indication spéciale, une voie appropriée, ou la combinaison de plusieurs voies comme la chose est souvent nécessaire. S'il s'agit d'une tumeur venue d'en haut et propagée au sinus, l'intervention sur l'étage supérieur par trans-maxillo-faciale par exemple, pourra faciliter l'accès direct sur le sinus par abrasion large de sa paroi interne avec un jour suffisant.

L'étage inférieur de la face comporte comme nous l'avons dit deux régions bien distinctes au point de vue chirurgical : la bouche et l'oro-pharynx facilement, l'hypo-pharynx difficilement abordables.

Qu'il s'agisse de la bouche, région encore superficielle ou qu'il s'agisse de l'oro-pharynx, région plus reculée, la voie buccale, comme l'ont montré par leurs travaux Jacques (de Nancy), Gault (de Dijon), et Durand (de Nancy), permet avec un bon éclairage et une instrumentation appropriée d'accéder et d'intervenir aisément sur les tumeurs qui s'y développent. Cette façon de faire évite au malade les risques de la pharyngectomie tout en mettant le chirurgien dans des conditions excellentes pour réaliser un traitement efficace. Quatre conditions sont indispensables pour opérer commodément : bouche largement ouverte par un baillon de Whithead, éclairage intensif, large écartement par un abaisse langue et un écarteur latéral approprié, idée précise sur la situation de la carotide interne. Cette technique permet un large accès sur la bouche d'abord, sur l'amygdale, sur la paroi postérieure et les parois latérales du pharynx.

Cependant, pour assurer le maintien en bonne position des aiguilles pendant tout le temps désirable dans des parties mobiles, la base de la langue notamment, il peut être avantageux de les porter dans la tumeur par puncture à travers les parties molles

du cou. Dans ce cas, on procédera par voie sus-hyoïdienne, en contrôlant tous les mouvements par le
doigt introduit dans le pharynx. La puncture peut
être faite aussi latéralement en n'oubliant pas la
disposition du paquet vasculo-nerveux et en se guidant sur des repères anatomiques précis. La chose
peut être plus facile lors de l'intervention sur la
chaîne ganglionnaire, et à plus forte raison après
ligature des vaisseaux au cours de celle-ci.

Enfin, il ne faut pas oublier qu'une tumeur se prolongeant derrière le voile du palais ou derrière les
piliers est abordable facilement à travers ceux-ci.
L'essentiel, dans cette région, est de ne pas perdre
de vue le trajet de la carotide interne en se tenant
suffisamment à distance. La transfixion des piliers et
de l'amygdale permet d'abord l'accès sur les parois
latérales du pharynx et surtout assure le maintien
des appareils, ce qui est un avantage énorme. En
traversant le voile lui-même (toutes précautions gar-
dées pour éviter la carotide) on peut arriver de la
même manière sur les prolongements hauts d'une tumeur du pharynx buccal.

Quant à l'hypo-pharynx, région la plus basse, la
plus profonde, resserrée entre le larynx et la colonne
vertébrale, il offre pour l'exploration et pour l'intervention surtout, les plus grosses difficultés. Si le
tube œsophagoscopique peut rendre service pour
fixer le diagnostic et préciser l'étendue des lésions,
il ne fournit qu'un accès insuffisant pour effectuer le
traitement.

La pharyngo-scopie directe aidée par mise en plac)

de la spatule de Brunings, ou encore l'examen au miroir, le larynx convenablement attiré en avant, permettent dans une certaine mesure d'intervenir par radiumpunture sur une tumeur de la région. Mais en plus des difficultés opératoires, cette méthode expose à des inconvénients continuels. Les aiguilles se déplacent, un contrôle suffisant n'est pas possible et le traitement ne s'effectue pas dans de très bonnes conditions. L'utilisation des voies naturelles n'est guère pratique qu'avec l'artifice que nous indiquerons plus loin d'une sonde en gomme portée à demeure au contact des lésions et servant de vecteur pour le radium. Encore cette méthode n'est-elle utilisable que dans des formes suffisamment limitées.

Les voies d'accès artificielles peuvent avoir leur indication dans le cas d'une tumeur étendue. Il y a lieu alors de discuter l'opportunité d'une intervention par la région antérieure ou la région latérale du cou. Latéralement, ce sera une pharyngectomie plus ou moins haute qu'on pourra faire intervenir comme temps complémentaire de l'exérèse de la chaîne ganglionnaire. Antérieurement, on interviendra par la voie sous-hyoïdienne de Malgaigne, ou la voie trans-hyoïdienne fixée par Vallas.

Enfin reste le larynx. Le miroir laryngoscopique permet le plus souvent un diagnostic suffisant à condition toutefois que la lumière ne soit pas complètement obstruée par l'infiltration néoplasique. La voie buccale est la voie de choix pour les cas localisés au vestibule.

Aucune application endolaryngée ne doit être tentée

sans trachéotomie préalable. Après quoi il sera possible d'agir soit par la voie directe, soit par la stomie artificielle ainsi créée, soit par combinaison des deux. La voie directe est employée pour le traitement des lésions extrinsèques. Pour les lésions intrinsèques, l'utilisation simultanée de l'orifice trachéal et de la voie buccale permettant le passage d'un fil qui attirera les tubes de radium dans la cavité du larynx et les y maintiendra, constitue un procédé commode déjà usité par Lannois et Sargnon en 1919. Il évite l'ouverture du larynx, condition favorable à la création des nécroses cartilagineuses et permet une intervention efficace si l'on est suffisamment fixé sur l'étendue des lésions.

Dans le cas contraire, la laryngo-fissure, également préconisée par Lannois et Sargnon et pratiquée comme méthode de choix par ce dernier, peut devenir nécessaire pour donner tout le jour désirable sur la région atteinte en permettant de préciser le diagnostic et de réaliser plus commodément le traitement.

CHAPITRE III

Diagnostic histologique — Radiosensibilité

La corrélation entre la radio-sensibilité d'une tumeur et sa structure histologique fut avant tout un fait d'expérience. Dès le début de la radiumthérapie, la vulnérabilité de certaines tumeurs sarcomateuses opposée à une résistance particulière des néo-formations épithéliales n'avait pas échappé à l'observation. Cependant que dans cette dernière catégorie les formes basocellulaires semblaient encore obéir aux rayons, les spino-cellulaires se montrèrent rebelles et nous voyons, en 1919, le professeur Delbet déconseiller en ce qui les concerne tout essai d'irradiation.

L'explication de ces faits pouvait être cherchée dans les conclusions des études expérimentales de Bergonnier et Tribondau, entreprises dès 1904 sur les variations de la sensibilité aux rayons dans la lignée des cellules séminales. Ils arrivaient à énoncer ce principe : « Des cellules sont d'autant plus sensibles aux radiations qu'elles ont une activité kariokinétique plus grande et un devenir kariokinétique plus étendu ». Si les spermatogonies se montrent particulièrement vulnérables tandis qu'au contraire les spermatozoïdes sont des plus résistants, c'est que les premiers sont en état d'instabilité kariokinétique, les seconds ayant atteint au contraire leur équilibre définitif. Regaud, reprenant et précisant ces expé-

rience en fit une remarquable application à la « distri-
bution chronologique rationnelle du traitement du
cancer épithélial par les radiations ».

Il suffit d'ailleurs, en restant sur le terrain de l'observation, de comparer les radio-sensibilités des diverses tumeurs épithéliales pour être frappé de faits dont
l'interprétation est absolument parallèle. Si nous
envisageons histologiquement les épithéliomas dits
« radio-sensibles » nous les trouvons du type baso-
cellulaire, c'est-à-dire constitués de cellules jeunes,
quiescentes, se divisant activement. Ils évoluent en
raison même de cette activité des mitoses.

Si nous leur opposons les variétés dites radio-
résistantes, nous trouvons des formes spino-cellulaires construites sur le type épidermique. Dans ce
complexus histologique, nous isolons des cellules
basales se reproduisant d'une façon peu active
(dans les formes les plus résistantes), puis des cellules
polyédriques à filaments unitifs de la couche de Mal-
pighi, dont les mitoses sont extrêmement rares ou
nulles comme dans le derme normal, enfin des éléments répondant aux couches superficielles, squames kératinisées ou en voie de kératinisation, les unes
encore nuclées, mais cellules vieilles et sans mitoses,
les autres ayant perdu leur noyau, unités absolument
mortes. De telles formations présentent donc au total
une activité mitotique extrêmement restreinte. Leur
évolution clinique est de ce fait ralentie.

C'est donc bien l'activité reproductrice de la cellule,
son état de fonctionnement générateur qui semblent
conditionner sa radio-sensibilité élective. Quant au

devenir kariokinétique de Bergonié et Tribondau, son application ne peut être généralisée qu'avec certaines réserves. Cottenet en donne l'explication suivante : « Une cellule est d'autant plus vulnérable qu'elle est à un stade plus jeune de son cycle évolutif et qu'elle est par conséquent appelée à subir un grand nombre de transformations kariokinétiques ». Ce devenir se traduit pratiquement par l'activité mitotique elle-même de la cellule ou son état de quiescence qui sont bien, semble-t-il, les vrais facteurs de sa sensibilité. Si son pouvoir de division reste à l'état potentiel, sa vulnérabilité cesse d'en être fonction. Un adénome est une tumeur résistante et pourtant ses cellules pourront devenir dans un avenir plus ou moins éloigné génératrices d'éléments malins. D'ailleurs, ce devenir potentiel, toutes cellules susceptibles d'être le point de départ d'un cancer le possèdent. On peut admettre que c'est l'exaltation de ce pouvoir qui crée la néoplasie aux dépens d'un élément indifférent.

Dans ses rapports avec la radiosensibilité des tumeurs, la distinction classique en type baso-cellulaire et spino-cellulaire est devenue un peu rudimentaire. Nous avons appris en effet qu'il existe toute une échelle de formes répondant à une échelle semblable des radio-sensibilités.

La biopsie n'est plus seulement un élément de garantie pour le diagnostic positif, elle est aussi la base matérielle qui conditionnera les modalités du traitement. Elle doit néanmoins rester appuyée et complétée par toutes les données cliniquement acquises sur le développement de la tumeur. « Pour juger de la rapidité de développement d'un néoplasme, dit Regaud, rien ne vaut la clinique ; des dates, des mesures de dimension, etc... ». Rapidité de développement équivant en général à une sensibilité plus grande. Il faut y adjoindre la notion de l'état précancereux dont F. Lemaître a signalé l'importance. Il a montré en ce qui concerne les dysembryomes qu'il fallait établir une distinction entre les branchiomes et les cylindromes, plus résistants que certaines formes très atypiques dues à une inclusion épithéliale entre les bourgeons maxillaires. Il a insisté d'autre part, sur la différence au point de vue sensibilité entre les épitheliomas nés d'une muqueuse normale et ceux qui se développent aux dépens d'une muqueuse préalablement métaplasiée ; sur l'intérêt qu'il peut y avoir à connaître l'origine leucoplasique ou érythroplasique d'un épithelioma buccal.

C'est qu'en effet les tumeurs des régions qui nous intéressent sont loin de reproduire toujours le type de leur tissus d'origine. Des phénomènes de métaplasie consécutifs à un processus d'irritation chronique interviennent pour modifier les muqueuses et orienter l'évolution des éléments néoplasiques vers une forme se rapprochant de plus en plus du type cutané externe. Un revêtement cylindrique donnera naissance à un épithelioma pavimenteux baso-cellulaire, une muqueuse du type pavimenteux stratifié, à un épithelioma spino-cellulaire caractéristique avec globes cornés.

Il en résulte que la forme parakératosique à globes

encore nuclées et sans éléidine, normalement la plus
typique dans les épitheliomas cutanéo-muqueux,
n'est pas le stade le plus avancé de différenciation
cutanée que l'on puisse pratiquement rencontrer au
niveau des muqueuses. Il en résulte aussi une série
de formes intermédiaires qu'il est nécessaire de connaître.

Les épitheliomas cylindriques peuvent se rencontrer, mais ils constituent plutôt l'exception, la trans-
formation pavimenteuse des cellules ayant généralement précédé la néoplasie.

Dans les épitheliomas du type pavimenteux on
rencontre tous les degrés de la différenciation épider-
moïde qui correspond généralement à des radio-sensibilités de moins en moins accusées. Rubens-Duval et
Lacassagne en ont fait une classification rationnelle
et détaillée.

Les uns, complètement indifférenciés, présentent
un assemblage de cellules embryonnaires non ordon-
nées, parfois sans limites protoplasmiques définies,
affectant alors la forme plasmodiale, d'autres fois,
à éléments plus distincts se rapprochant alors du type
baso-cellulaire classique. Les divisions cellulaires s'effectuent surtout par mode direct ou par bourgeonnement.

Dans une série de types intermédiaires, la différenciation s'ébauche par l'apparition au sein des cordons
épithéliaux d'éléments manifestants une évolution
progressive, par un certain degré de stratification,
mais sans que les caractères cytologiques soient
encore nettement définis. On remarque par exemple

une ébauche de réseau unitif, des granulations de keratohyaline, les petits corps globiformes de Rubens-Duval et Lacassagne. La répartition de ces éléments peut être très inégale et Regaud a particulièrement insisté sur la variation possible de la radio-sensibilité d'une plage à l'autre dans de telles tumeurs.

Enfin on arrive aux véritables épitheliomas épidermoïdes dans lesquelles la différenciation cutannée devient de plus en plus manifeste : elle donne lieu à une quantité de formes plus ou moins typiques, mais une distinction surtout s'impose entre le type cutané de la peau et le type cutanéo-muqueux, qui peuvent d'ailleurs, nous le savons, naître tous deux d'une muqueuse métaplasiée. Leurs caractères structuraux sont souvent très semblables et seule une évolution cornée manifeste des squames sans noyaux et chargés d'éléidine dans un cas, encore nuclées et non kératinisées dans l'autre, permettent de les distinguer. Le degré plus ou moins avancé de kératinisation est aussi un indice de moindre sensibilité. Nous avons dit qu'on était conduit à envisager ce fait comme résultant de la moindre activité des mitoses.

Si donc le temps de la mitose, les phases qui la précèdent ou la suivent immédiatement, sont les moments de vulnérabilité élective des cellules néoplasiques, c'est durant une période, qui verra chaque élément actif du néoplasme passer par un de ces états particuliers, que devront agir les radiations pour les détruire tous. La considération de ces faits a conduit aux applications prolongées.

Proust et ses collaborateurs ont essayé de donner

à ce principe une traduction numérique. Dans une récente communication à la Société de Biologie, de Nabias et J. Forestier montrent la possibilité de déterminer pour une tumeur donnée son index d'activité kariokinétique :

$$\frac{\text{Nombre de cellules en division}}{\text{Nombre de cellules au repos.}}$$ qui suivant sa valeur de $\frac{1}{50}$ à $\frac{1}{150}$

et au-delà légitimera des applications de durée variant de 6 à 10 jours.

Sans entreprendre ici la discussion de cette méthode, on peut faire remarquer avec Regaud, qu'à côté des divisions par kariokinèses, on doit tenir compte des divisions directes qui, dans certains néoplasmes semblent prendre une importance telle qu'avec des indices kariokinétiques très faibles on constate néanmoins un accroissement rapide de la tumeur. D'ailleurs s'il est possible de relever avec une précision suffisante le nombre des mitoses en cours sous quelques champs de microscope, il ne s'ensuit pas que leur répartition soit homogène au sein de la tumeur (elle ne l'est même certainement pas lorsqu'il s'agit d'épithéliomas spino-cellulaires typiques), et pas davantage qu'elle le soit dans le temps.

Il paraît donc difficile de tirer de cet élément unique les caractéristiques de l'irradiation convenant à chaque cas particulier. « L'allure clinique, dit Regaud, confrontée avec la structure histologique et avec les résultats de la radiothérapie obtenus dans des cas semblables, me paraissent fournir la meilleure base d'appréciation pour les modalités d'un traitement par les radiations ».

Quoi qu'il en soit, le principe des irradiations prolongées ne perd rien de sa valeur puisque, jusqu'à plus ample informé, les mitoses directes comme la kariokinése sont des conditions favorables à la destruction des cellules par les rayons. D'autres éléments d'ailleurs s'y ajoutent pour plaider en leur faveur.

D'après les expériences de A. Lacassagne et O. Monod, il semble en effet qu'un autre facteur intervienne portant sur les cellules au repos elles-mêmes. Celles-ci présenteraient sous l'influence d'une irradiation continue et prolongée une véritable phase d'excitation capable sans doute de les sensibiliser et qui les orienterait en tout cas vers des mitoses anormales (1).

Mais l'action abiotique des radiations ne doit pas entrer seule en ligne de compte, et il semble bien qu'il faille accorder une part importante dans le processus de guérison à l'exaltation des phénomènes réactionnels locaux et peut-être généraux. Rubens-Duval a montré que ces réactions étaient d'ordre lympho-conjonctif. Elles se manifestent naturellement comme mode de résistance spontanée de l'organisme à l'envahissement néoplasique et peuvent être influencées d'une façon utile ou néfaste par les agents thérapeutiques. L'efficacité des radiations « dépend donc en grande partie des réactions lympho-

---

(1) Nous pensons qu'il faut identifier ce fait à la radio-excitation connue par les travaux de Schultz (de Breslau) de Lazarus, Barlow (de Londres) etc... et considérée par eux comme un phénomène nuisible, mais qui se changerait sous l'effet d'une continuité d'action en radio-sensibilisation par l'accélération et la mod'fication des mitoses.

conjonctives qu'elles respectent ou stimulent mais peuvent aussi abolir ».

Nous n'entrerons pas dans tous les détails de description histologique de ces agents de la « défense efficace » des tumeurs. Ils consistent essentiellement en néo-formations lymphoïdes, où l'éosinophilie est un signe de résistance active, s'organisant parfois en follicules clos. Il faut y ajouter la sclérose pouvant s'accompagner d'hypergenèse des fibres élastiques, enfin les néo-formations vasculaires au bénéfice surtout des vaisseaux sanguins.

Connaissant d'autre part l'effet nuisible des radiations à forte longueur d'ondes sur les éléments lymphatiques, nous sommes conduits à penser que seules des radiations très filtrées sont susceptibles de ménager leur intégrité et leur rôle actif. L'expérience nous a enseigné aussi que les éléments conjonctivo-vasculaires (ceux du stroma comme ceux des tissus voisins) réagissent par nécrose pure et simple à des irradiations trop intenses. La considération de ces faits ajoutés à la connaissance de la sensibilité élective des cellules néo-formées dans le temps a conduit la plupart des radiumthérapeuthes à l'emploi des doses modérées longtemps soutenues et de rayons ultra-filtrés. Le radium dans cette façon de voir ne devant pas agir comme un simple caustique, on doit rejeter l'usage des rayons faiblement filtrés qui pourtant comptent encore des adeptes.

Nous sommes donc en possession d'un certain nombre d'éléments pour classer histologiquement les tumeurs épithéliales suivant leurs aptitudes à l'arrédiation. Mais leur valeur absolue reste très discutée. Les uns, nous l'avons vu, concentrent toute leur attention sur l'évolution des mitoses, les autres, avec le professeur Murphy de New-York nient toute action directe des radiations sur les cellules cancéreuses elles-mêmes et attribuent totalement la valeur cancéricide des agents physiques aux réactions lympho-vasculo-conjonctives. S'il en était ainsi, il y a lieu de penser que les tumeurs bien compensées, présentant le maximum de signes de défense naturelle, devraient être essentiellement curables par l'intervention d'un phénomène physique relativement faible, rompant l'équilibre au bénéfice des tissus réactionnels : les choses ne se présentent pas de cette façon dans la majorité des cas.

Rien ne permet encore d'être aussi absolu et il semble qu'on doive actuellement rester sur le terrain de l'observation et reconnaître la complexité des facteurs en jeu avant de trancher catégoriquement la question.

Rubens-Duval et Lacassagne nous ont appris à faire des types histologiques une classification rationnelle tenant compte de tous les éléments susceptibles d'intervenir dans la détermination de leur radio-sensibilité utile. L'interprétation histologique et la classification des types constituent actuellement la base la meilleure pour fixer les caractéristiques du traitement qui reste, à tous autres points de vue, encore très empirique.

La détermination de la dose stérilisante applicable à une tumeur de volume donné doit s'exprimer en fonction de l'intensité ou de la somme des intensités s'il y a plusieurs sources et du temps d'application. Il n'est pas loisible de modifier arbitrairement les facteurs, le produit restant constant, on doit exprimer la dose en M. C. D. pendant un temps donné (1).. Enfin, la quantité de rayonnement absorbée doit être rapportée à l'unité de volume de la tumeur.

Regaud a proposé comme dose cancéricide moyenne un demi-millicurie détruit par centimètre cube, ceci s'appliquant à une tumeur de radio-sensibilité moyenne. Quant à la répartition dans le temps, elle dépend elle aussi des mêmes éléments de radio-sensibilité. Nous avons vu que de Nabias et Forestier arrivaient avec les formes à mitoses très rares à des irradiations de 30 jours et davantage. Ces durées sont généralement considérées comme superflues ; elles obligent en tout cas à n'employer que des doses très faibles.

Nous ne voulons citer comme doses que celles rapportées dans nos observations. Il serait prématuré de vouloir établir une échelle radiumthérapique dont la détermination demandera peut-être encore des années d'expériences ; pour chaque cas particulier, les cotes d'irradiation doivent encore s'appuyer sur le rapprochement des formes histologiques, la détermination de l'activité des mitoses et l'état du stroma

---

(1) La notation exprimant les doses en radium-élément tend à se généraliser. La conversion est facile à faire en connaissant les équivalences : 100 milligrammes-heure en bromure de radium hydraté par exemple correspondent à peu près à 53 milligrammes-heure en radium-élément. Nous utilisons pour le calcul du nombre de millicuries détruits la formule donnée par Proust en multipliant par 3 les centaines de milligrammes-heure et en divisant par 4 le produit.

en tenant compte aussi des conditions locales dont nous aurons l'occasion de signaler l'importance.

Beaucoup d'auteurs donnent en tout cas la préférence aux irradiations longues avec des intensités naturellement réduites pour ne pas dépasser au total l'indice de sensibilité des tissus sains. Nous avons et aurons à en donner les raisons et Regaud ajoute le motif pour lequel il y aurait intérêt à les généraliser en montrant que dans des tumeurs épithélioïdes il n'est pas rare de trouver dans une même préparation des cordons de radio-sensibilité très différente. Il a d'ailleurs résumé son opinion dans ces lignes : « Augmentant l'efficacité du rayonnement sur les tissus néoplasiques en général, diminuant l'effet de réaction des tissus généraux, l'irradiation suffisamment (et point trop) prolongée a certainement apporté en curiethérapie un grand progrès. Je suis enclin à ajouter que la plupart des cancers en bénéficient quoi qu'à des degrés différents, quelles que soient la forme histologique et la vitesse de développement de leurs tissus caractéristiques ».

CHAPITRE IV

Méthode d'application

PRINCIPES GÉNÉRAUX

Sans avoir la prétention d'exposer ici tous les principes de la radiumthérapie générale, nous résumerons brièvement les principales données qu'il est indispensables de prendre en considération pour instituer un traitement correct par le radium.

Ce qui importe avant tout, c'est de toucher également les différents points de la région néoplasiée. Or, on sait qu'au voisinage d'une source radiante, chaque point reçoit une dose de rayons inversement proportionnelle au carré de sa distance à la source. Dans ces conditions, le moyen de répartir d'une façon aussi homogène que possible les rayons au sein de la tumeur sera, comme l'a montré Regaud, ou bien de recourir à des sources puissantes et très éloignées (méthode encore peu applicable en raison du prix du radium) ou bien de multiplier les sources « par des tubes de radium en foyers intérieurs, petits, nombreux, rapprochés, de manière que leur zone d'efficacité se coupe sans laisser aucune partie de la tumeur hors du rayonnement efficace ». C'est sur ce dernier principe que repose la radiumpuncture.

Si l'on avait affaire à des masses néoplasiques à

limites précises, à contours réguliers, la question se résumerait en somme à un problème de géométrie à trois dimensions. Le rayon d'action à donner à chaque source étant convenu, il suffirait de multiplier et de répartir celles-ci de telle sorte que leurs sphères actives soient sécantes pour ne laisser entre elles aucun intervalle. Cette disposition théorique n'est pas facilement réalisable. Elle demeure néanmoins l'idéal vers lequel doivent tendre les applications à foyers multiples.

Lorsqu'on ne peut agir par puncture directe (nous savons que dans certaines régions la chose est peu pratique) on est obligé de recourir à des applications en surface comme nous l'indiquerons et la répartition des sources doit être réglée avec plus de soin encore. Il faut tenir grand compte de l'étendue des lésions en profondeur et réduire l'épaisseur des tissus à irradier s'il en est besoin en excisant les parties exubérantes de la tumeur. La mise en place des appareils et leur maintien doivent être assurés avec exactitude.

La multiplication des sources ne remédie qu'imparfaitement à la loi théorique du carré des distances. Pratiquement elle se montre suffisante en raison probablement du rayonnement secondaire diffus né au sein des tissus. La prolongation du temps d'application doit intervenir aussi pour compenser cette imperfection. Nous savons en effet que des doses non cancéricides en des points faiblement irradiés peuvent être activantes. Cette complication est particulièrement à craindre avec certaines formes d'épitheliomas et des temps d'action insuffisants. Il semble résulter en effet des expériences de Lazarus Barlow que les types spino-cellulaires sont activés par des doses mêmes fortes et de courte durée. Mais nous sommes conduits à penser aujourd'hui que ces propriétés activantes ne sont que transitoires et font place, sous l'effet de la continuité du rayonnement, à une action abiotique.

Quoi qu'il en soit, l'irradiation à foyers multiples possède à d'autres points de vue son avantage. Une filtration parfaite n'étant pas toujours réalisable, elle est susceptible de diminuer dans une certaine mesure les risques de réaction inflammatoire. C'est ce que Vickhame et Degrais schématisent de la façon suivante : soit I l'intensité d'une source, T son temps d'application, tels que l'irradiation IT portée au centre de la tumeur soit nuisible pour les tissus sains. Divisons le foyer unique en deux foyers secondaires : I/2 convenablement répartis. Chacun des foyers restera inoffensif pour les tissus généraux, l'effet global restant le même sur la tumeur soit : $\left(\frac{I}{2} + \frac{I}{2}\right)T = IT$.

Si donc nous utilisons des ensembles de sources $\frac{I}{3}$, $\frac{I}{4}$, $\frac{I}{5}$, etc., nous pourrons les maintenir un temps 3, 4, 5 fois plus long en ne déterminant pas en chaque point de la périphérie une réaction supérieure à celle que créerait la dose globale IT, employée seule. Ces considérations toutes schématiques trouvent néanmoins leur application dans la puncture à foyers multiples qui, avec des doses suffisantes et un simple filtrage primaire permet d'éviter néanmoins les grosses réactions.

On peut d'ailleurs considérer que les irradiations

faites en profondeur au sein des tissus néoplasiés sont remarquablement plus bénignes pour les tissus généraux, et cela pour plusieurs raisons, que les irradiations en surface. Ces dernières se réclament d'un filtrage très soigné.

Nous ne pouvons entreprendre ici l'exposé très important de la sélection du rayonnement par le filtrage. Si l'on n'envisage que les tissus voisins de la tumeur, un simple filtrage primaire par 0,5 millimètres de Pt suffit, nous venons de le dire, lorsqu'on agit par puncture directe, peut-être parce que les tissus néoplasiques se comportent eux-mêmes à l'égard des tissus sains comme filtres secondaires. Il n'en reste pas moins que le rayonnement appliqué à la tumeur elle-même est encore très caustique puisqu'il s'enrichit de l'émission secondaire du filtre, forte en rayons mous.

Pour les applications en surface, un bon filtrage primaire et l'adjonction d'un filtrage secondaire doivent être considérés comme nécessaires au voisinage des muqueuses. On a recours en général à un ensemble formé de métaux à densité décroissante (platine, or, au besoin aluminium) et complétés par une substance non métallique, gaze ou caoutchouc, absorbant le rayonnement secondaire. On obtient ainsi des radiations ultra-pénétrantes constituées presque exclusivement de rayons γ assez inoffensifs pour les cellules normales. Les radiations à faible longueur d'ondes semblent jouir aussi de propriétés électives particulièrement avantageuses. Certains auteurs considèrent néanmoins une filtration sélective moyenne comme préférable pour stimuler la réaction du stroma.

Dans les cas rapportés plus bas, il a été fait usage pour la radium-puncture d'aiguilles de 0,5 millimètres d'épaisseur de platine irridié. Pour les applications en surface, on a généralement adjoint un filtrage primaire de 1 millimètre or (et dans un cas 0,3 millimètres d'aluminium en plus) et un filtre secondaire constitué soit par du caoutchouc (exempt de sels de plomb) soit par une certaine épaisseur de gaze.

Nous n'avons fait tout à l'heure qu'indiquer les facteurs principaux qui doivent entrer dans la détermination des doses sans avoir donné sur celles-ci de précisions numériques. Nous renvoyons à nos observations pour ce qui les concerne. Disons seulement ici que le mode de filtrage doit entrer en ligne de compte dans le calcul du rayonnement fourni à une tumeur puisqu'on utilise dans la gamme des longueurs d'ondes une catégorie seulement de celles-ci. Toutefois, les doses proposées par les différents auteurs en millicuries détruits sont généralement données en ne tenant compte que du rayonnement ultra-filtré.

Enfin, un point encore nous paraît utile à rappeler. Nous avons parlé de la prolongation de l'irradiation : il y faut adjoindre la notion de continuité. On sait, en effet, que des irradiations successives ont la propriété (par un phénomène encore mal connu) de sensibiliser les tissus sains sur lesquels leur action devient rapidement nuisible, tout en diminuant au contraire l'efficacité du rayonnement sur les lésions néoplasiques comme s'il s'agissait d'une véritable accoutumance. Regaud avait déjà, d'autre part, montré l'importance de la continuité d'action tirée de la connaissance du rythme des divisions cellulaires. Nous avons vu qu'il faut y adjoindre l'effet tout-à-fait remarquable de l'irradiation continue sur les cellules au repos elles-mêmes. L'ensemble de ces considérations a conduit à l'abandon des applications courtes et successives pour donner la préférence aux applications longues et soutenues

La reprise de l'irradiation après une interruption peut être imposée par les circonstances : un tel procédé doit néanmoins être évité dans la mesure du possible.

SOINS PRÉLIMINAIRES

Nous avons suffisamment insisté sur l'importance de l'examen histologique préalable à toute intervention curiethérapique. Un prélèvement des lésions suspectes doit être fait dès le premier examen ; il permettra le diagnostic de genre s'il n'est pas certain d'emblée et surtout celui de l'espèce. La biopsie est une pratique dont il n'est plus permis de se dispenser. Elle doit, en tout cas, supplanter le traitement d'épreuve « pratique effroyable » (de Nabias) parce qu'il fait perdre du temps et accélère la marche des lésions déjà trop rapide.

Les conditions spéciales de septicité du milieu buccal doivent conditionner des précautions appropriées pour éviter dans la mesure du possible les infections secondaires. Les radiations sont peu antiseptiques et la pullulation microbienne dans le foyer néoplasique en voie de sphacèle expose à de gros accidents : phlegmon du plancher de la bouche, nécrose osseuse secondaire, etc., comme nous en avons des exemples. Elle retarde la cicatrisation, entretient des suppurations interminables et peut déterminer des complications de voisinage. Regaud a montré d'autre part que l'infection diminuait dans une large mesure la radio-sensibilité des tumeurs et peut devenir une cause d'échec si elle n'a pas entraîné d'autres complications.

L'antiseptie soigneuse des cavités naturelles doit donc être entreprise avant tout autre traitement. Les dents cariées seront supprimées d'abord, car il importe, si l'on doit intervenir dans le voisinage de ne pas irradier une alvéole encore ouverte sous peine de s'exposer à une ostéo-nécrose du maxillaire. Le brossage des dents saines sera renouvelé fréquemment et l'usage des arséno-benzols est recommandable pour lutter contre les éléments spirillaires.

Enfin, l'intervention sur les ganglions tributaires de la région néoplasiée devra également précéder l'irradiation de celle-ci. Dans certains cas, nous avons pensé que l'absence clinique de ganglions envahis, pouvait justifier l'abstention ou du moins l'attente. Les suites nous ont donné jusqu'à présent raison. Mais, dans d'autres cas, où, malgré l'absence de ganglions cliniquement perceptibles on est intervenu sur la chaîne jugulaire, on a mis en évidence des ganglions multiples histologiquement néoplasiés et qui devaient constituer des foyers ultérieurs de récidive. Aussi pensons-nous que la prudence exige

une intervention méthodique sur les foyers ganglionnaires quel que soit leur état apparent.

L'ablation chirurgicale nous paraît actuellement le
procédé de choix. La technique est celle indiquée par
Morestin, modifiée suivant les cas et les circonstances.
L'intervention doit donc porter non seulement sur la
chaîne jugulaire, mais sur la loge sous-maxillaire qui
est évidée de tout son contenu.

Parmi les méthodes en présence, nous considérons
comme préférable celle qui respecte la veine jugulaire. En effet, lorsque l'intervention doit être bi-latérale, même si l'on débute par le côté apparemment le
plus envahi, on ne connaît jamais exactement quelles
difficultés se présenteront du côté opposé et l'on s'expose à des ligatures bilatérales qu'il faut éviter.

Beaucoup de praticiens semblent abandonner l'exérèse chirurgicale pour donner la préférence aux applications radiothérapiques ou radiumthérapiques.
Pour ce qui est des applications radiothérapiques,
nous pensons qu'elles ne sont indiquées que dans la
mesure où elles le seraient pour la tumeur originelle
elle-même. Quant à la radiumthérapie, deux méthodes se présentent : la radiumpuncture qui n'a pas en
général donné de résultats bien satisfaisants et les
applications externes à forte dose préconisées par
Regaud. Ce dernier procédé paraît parfaitement
logique, mais il est d'autant moins utilisable avec nos
moyens actuels que la région irradiée est très vaste
et qu'elle exige en conséquence la mise en œuvre de
doses encore peu répandues.

MODES D'APPLICATION

Une des grosses difficultés de la curiethérapie dans les tumeurs des premières voies respiratoires et digestives, est de trouver pour chaque cas un moyen d'application pratique, permettant de placer et de maintenir les appareils en bonne position. La puncture est un procédé commode et de tous ceux que nous puissions réaliser, le plus efficace, mais elle n'est pas utilisable partout avec les mêmes avantages. Elle exige une région suffisamment fixe et soustraite aux efforts de la toux et de la déglutition. En effet, dès les premiers jours, les aiguilles s'entourent d'une zone de nécrose où elles jouent facilement et risquent de se déplacer sous une influence minime. Au niveau des fosses nasales et du sinus, les conditions sont particulièrement favorables. Au rhino-pharynx, la mise en place est parfois laborieuse, mais le maintien des aiguilles peut être assuré par un tamponnement postérieur. La bouche (plancher buccal, région dorsale de la langue) ne réalise pas précisément toutes les conditions désirables mais son accès particulièrement aisé permet très facilement la remise en place des aiguilles lorsqu'elles sont rejetées. Il n'en va pas de même pour la base de la langue. Sa mobilité, les manœuvres pénibles qu'imposent au malade les interventions répétées pour le contrôle et les réimplantations fréquentes font de la puncture dans cette région un procédé souvent médiocre. Ces conditions défectueuses vont en s'accusant au fur et à mesure que l'on s'éloigne dans le pharynx de l'orifice buccal. A l'hypopharynx, la puncture est le plus souvent inutilisable.

Cependant, il est parfois possible de remédier dans une certaine mesure à ces inconvénients. Une puncture effectuée du dehors vers le dedans, à travers les parties molles du cou, peut permettre une mise en place définitive des aiguilles qui ne se déplaceront pas. Nous avons utilisé dans ce sens, et avec beaucoup d'avantages, la voie sus-hyoïdienne pour les bases de langue. Une injection traçante de cocaïne est faite suivant le trajet désiré. La pointe d'un bistouri perfore les parties molles et le tube est porté à bout de pinces dans la tumeur par cette brèche insignifiante. Pendant toute l'opération, un doigt introduit dans le pharynx guide les manœuvres avec toute la précision désirable. Nous avons montré que la voie médiane n'était pas seule utilisable et que l'on pouvait agir d'une façon identique par la région latérale du cou.

Nous pensons que des aiguilles à double chas et double pointe permettraient une mise en place plus facile encore. Une telle aiguille munie de fils de soie à ses deux extrémités nous permettrait de faire ce que nous n'avons pu réaliser que très difficilement avec les appareils courants. Avec une aiguille de Doyen, nous transfixions par voie externe la région choisie et la tumeur elle-même (en utilisant le plus souvent l'incision qui a servi à l'exérèse ganglionnaire) pour ressortir dans la cavité pharyngienne et présenter son chas le plus près possible de la bouche : il reçoit le fil de soie sur lequel est montée l'aiguille de radium et nous nous efforçons d'attirer cette dernière dans le sillage du fil conducteur. Ce procédé assure une parfaite fixation de l'aiguille maintenue par le fil externe. Un double chas le rendrait, pensons-nous, très pratique, en permettant de présenter la pointe de l'aiguille la première et d'adjoindre un fil buccal utile pour la retirer.

Enfin, nous avons indiqué la puncture par transfixion des piliers du voile du palais, de l'amygdale et du voile lui-même, nous n'y insisterons pas.

Dans tous les cas où le fichage des aiguilles directement au sein de la tumeur n'est pas réalisable, on doit recourir à des artifices variés pour assurer la situation correcte des foyers. On réalise alors des applications en surface dans lesquelles la source devenue périphérique doit être aussi plus forte et mieux filtrée.

Tantôt les appareils sont appliqués au contact des lésions et maintenus par un tamponnement. Ces appareils sont alors des tubes cylindriques contenant une ou plusieurs aiguilles ordinaires ou bien des plaquettes métalliques présentant sur une plus grande surface une série de semblables aiguilles. Ce mode d'application n'est guère utilisable que dans les cavités susceptibles d'être tamponnées (nez, sinus).

Tantôt la fixation est assurée par amarrage au tissus voisin : signalons l'hameçonnage préconisé par les auteurs anglais et la suture au fil de soie sur la muqueuse voisine de la tumeur.

Plus pratique est l'emploi d'un vecteur porte-radium.

Dans un premier cas, les tubes sont montés sur des tiges métalliques et portés au contact de la tumeur, les tiges étant elles-mêmes maintenues de façons diverses. Pour irradier le cavum, nous avons eu recours à cet artifice en passant par voie buccale et en bloquant les tiges par un tamponnement postérieur serré. On a imaginé des appareils se fixant à l'arc dentaire pour maintenir des tubes au contact des parois du pharynx. Freer a même utilisé la fixation externe sur un bandeau frontal.

Cette tige rigide peut être remplacée par une sonde en gomme demi-rigide, dans laquelle les tubes de radium ont été introduits et leur situation exacte repérée extérieurement. Cet artifice est particulièrement utilisable pour les tumeurs de l'hypo-pharynx. La sonde, introduite par une fosse nasale est conduite d'autre part dans l'œsophage où elle pénètre sur une petite longueur ; elle est ainsi maintenue à chacune de ses extrémités et garde naturellement un contact permanent avec la paroi postérieure du pharynx.

Enfin, un troisième procédé capable de rendre de réels services est la chaîne sans fin attirant par deux orifices naturels ou artificiels les tubes intercalés sur elle. En utilisant les orifices naturels, sa véritable indication est dans les tumeurs du nez et du rhino-pharynx, un fil sortant par la fosse nasale, l'autre par la bouche. Son emploi peut être étendu à de nombreux cas par création d'un orifice artificiel. C'est ainsi qu'au larynx cette méthode permet de réaliser commodément et très simplement une irradiation simultanée des lésions endo et exo-laryngées avec une précision assez grande et le minimum d'ennui pour le malade.

CHAPITRE V

Réactions — Suites — Résultats

Les phénomènes réactionnels que suscite dans l'organisme une application thérapeuthique de radium peuvent être de deux ordres, les uns généraux se manifestant dans l'économie tout entière, les autres locaux n'intéressant que les tissus voisins du foyer d'irradiation.

Envisagées au point de vue pathogénique, réactions locales et réactions générales sont la conséquence d'un seul et même processus d'inflammation ou de destruction des tissus pathologiques ou normaux. Mais leurs manifestations constituent deux ordres de faits bien différents que nous considèrerons chacun pour son propre compte.

RÉACTIONS GÉNÉRALES

Nous connaissons des accidents graves à dénouement parfois fatal, consécutifs à des traitements radiumthérapiques. Les applications massives et dans un temps restreint étaient à ce point de vue particulièrement dangereuses surtout dans une tumeur volumineuse, très maligne et chez un sujet à mauvais état général. On ne saurait mieux rapprocher ces accidents de la radiumthérapie que de leurs congénères observés au cours d'applications intensives de rayons pénétrants. Il semble qu'il y ait là un seul et même processus de cytolise brutale avec résorbtion des produits de destruction cellulaire à des doses intolérables pour des organismes en état de moindre résistance.

Qu'on les envisage comme résultats de phénomènes purement toxiques de l'acidose, comme l'a pensé Lange ou d'un véritable choc hémoclasique il faut faire intervenir dans la production de ces phénomènes une libération trop subite et trop forte des produits de déchet.

Cependant des phénomènes infectieux peuvent se joindre aux phénomènes purement toxiques (comme en témoignent les métastases septiques observées au cours d'applications de radium dans des tumeurs infectées) pour influer d'une façon plus ou moins grave sur l'état général. Lacassagne avait attiré l'attention sur « la pullulation des microbes et la destruction des phagocytes dans le champ des foyers radio-actifs faiblement filtrés ». Il a montré que de tels rayons étaient peu caustiques pour les agents microbiens et paralysaient au contraire les efforts de la défense naturelle en agissant d'une façon néfaste sur les leucocytes. Si l'on ajoute à ces effets une forte congestion et souvent des nécroses vasculaires, tous les éléments se trouveront réunis pour favoriser la production d'états septiques généraux. Les conditions spéciales de pullulation microbienne dans le milieu nasal et buccal et les cavités naturelles en général sont une raison de plus pour commander à ce point de vue des précautions particulières.

Tous ces accidents doivent être distingués des

ambolies cancéreuses et des généralisations hâtives qui évoluent avec une physionomie clinique toute différente.

Avec des doses modérées, convenablement filtrées et longtemps maintenues les phénomènes généraux sont habituellement réduits au minimum. Au cours de telles applications, nous avons parfois observé des températures de 39° et 39,5, mais après intervention chirurgicale sous anesthésie générale et sans qu'on puisse faire la part exacte de ce qui revenait dans ce mouvement fébrile à l'irradiation et au traumatisme opératoire. D'autres fois, nous avons pu attribuer une ascension thermique un peu élevée à une poussée d'angine, probablement aussi d'origine traumatique. Le plus souvent, le thermomètre n'accusait que de petites oscillations ne dépassant pas de un degré la normale et qui cessaient dès l'ablation du radium. Elles semblaient bien dans ces cas reconnaître pour origine l'irradiation elle-même.

On peut donc admettre l'existence habituelle d'un mouvement thermique plus ou moins accentué suivant l'étendue de la tumeur et les conditions du milieu, mais avec les doses modérées que nous avons vu employer, il ne dépasse pas en importance celui que créerait un processus inflammatoire bénin.

Cette petite ascension de la température est le plus souvent le seul phénomène général que l'on observe. La douleur est variable. Parfois nulle, le plus souvent légère, elle n'atteint en tout cas jamais les proportions des souffrances qui, avec les doses très fortes et mal filtrées font réclamer par les malades l'ablation de leurs tubes dès les premières heures. L'alimentation peut être continuée comme à l'ordinaire, souvent même dans les tumeurs des premières voies digestives, à la condition d'être rendue liquide ou légèrement pâteuse. Dans certains cas pourtant, l'usage d'une sonde nasale à demeure devient nécessaire.

Mais si la réaction générale de l'organisme se borne habituellement aux manifestations banales d'un processus inflammatoire avec résorbtion des produits de déchet voire même des produits septiques, il n'en est pas moins possible que l'action des rayons, voulue ou involontaire, sur certains organes, organes glandulaires en particulier, même certaines néo-formations, puisse déterminer dans l'économie des perturbations sans manifestations bruyantes mais capables d'influer dans une certaine mesure soit au point de vue général, soit au point de vue local. La connaissance de ces faits est encore très relative. De nombreuses raisons nous portent néanmoins à les considérer comme réels et une étude approfondie, expérimentale et clinique serait à faire sur cette question.

Dans un entretien que voulut bien nous accorder M. le professeur Lannois, il nous rapporta un cas suggestif dont il a eu l'obligeance de nous communiquer l'observation. Après une irradiation par puncture d'un lymphosarcome de l'amygdale avec volumineuse adénite cervicale bi-latérale, non seulement la tumeur disparut totalement, mais il ne resta plus trace de ganglions palpables. Une récidive permit de réitérer l'expérience dont le résultat fut identique. M. le professeur Lannois nous suggéra l'idée (discutée dans la relation que firent de ce cas MM. les docteurs Gaillard et Gatté) de l'intervention possible d'une modification humorale ayant agi à distance sur les ganglions envahis. Une explication très plausible, disent ces auteurs, « fait intervenir les anticorps ou lysines qui naissent du foyer de destruction néoplasique et lancés dans la circulation générale vont influencer indirectement les parties tumorales non irradiées ». Cette interprétation conforme aux données expérimentalement acquises ne peut s'appliquer au même degré à des tumeurs épithéliomateuses dont la destruction est lente. Cela ne veut pas dire que le même phénomène n'intervienne pas dans une certaine mesure.

Ayant d'autre part, à la tête et au cou, l'occasion d'appliquer des appareils radio-actifs au voisinage d'organes possédant à coup sûr un rôle dans le maintien de l'équilibre général, l'hypophyse, la thyroïde, etc., nous pensons que les modifications endocriniques, qu'elles sont susceptibles d'en éprouver, pourraient entrer aussi en ligne de compte dans l'évolution des phénomènes généraux, peut-être même locaux, et leur orientation ultérieure. Nous connaissons après les recherches de Béclère l'influence incontestable de la radiothérapie dans les syndrômes hypercriniques, basdowisme, asthme thymique, syndrômes hypophysaires (gigantisme et acromégalie).

Resterait à savoir dans quelle mesure les glandes normales sont, elles aussi influencées quant à la qualité et à la quantité de leur secrétion. Considérant comme nous le verrons plus loin que les réactions lymphocytaires doivent être envisagées comme des modes de défense naturelle de l'organisme, nous pouvons nous demander si elles ne seront pas modifiées ou si d'autres processus de réaction générale ne seront pas eux-mêmes troublés. Cette étude, à notre avis, mériterait d'être approfondie.

RÉACTIONS LOCALES

La réaction locale, réaction des tissus irradiés, nous offre également à côté de phénomènes bien connus d'autres encore un peu vagues. Il est classique de faire la distinction entre « réaction inflammatoire et réaction élective » (Wickham et Degrais), la première intéressant les tissus sains, la seconde les lésions néoplasiques.

La réaction inflammatoire, souvent appelée, d'ailleurs improprement, « radio-réaction » tout court, est un épi-phénomène dû en grande partie aux rayons α et β et dans ses formes accentuées elle témoigne d'une filtration insuffisante. Localisée aux couches superficielles, c'est une radiumdermite banale, avec rougeur d'abord, puis œdème, enfin, au bout d'un certain temps élimination de lambeaux sphacélés sous forme de fausses membranes blanchâtres, élimination qui peut se prolonger fort longtemps.

La puncture directe d'aiguilles à simple filtre primaire au sein de la tumeur et des tissus voisins permet en général de ménager suffisamment les muqueuses environnantes. C'est au contraire en couchant des tubes sur la muqueuse elle-même qu'on s'expose le plus à créer de fortes réactions inflammatoires. On doit dans ces cas s'ingénier à filtrer toujours le mieux possible.

Cependant, quelques tissus paraissent doués d'une sensibilité particulière aux radiations même filtrées ce qui crée pour certaines régions des conditions très spéciales. Tels sont notamment les tissus osseux et cartilagineux. Nogier et Regaud en 1912 furent les premiers à signaler ce fait.

Regaud, dans ses communications à la Société de Biologie en 1922 attira l'attention sur cette sensibilité élective en quelque sorte du tissu osseux, nettement supérieure à celle des tissus conjonctif et cutané. Il montra qu'une des conditions favorables à l'ostéo-radio-nécrose était la situation superficielle de l'os par rapport à la peau mais surtout aux muqueuses. De plus, toute érosion des parties molles mettant le périoste en contact soit avec l'extérieur, soit avec une cavité septique, est une raison de plus pour que se constitue la nécrose osseuse. Il y a donc lieu de prendre de sérieuses précautions pour les irradiations dans le massif facial où ces conditions sont fréquemment réalisées.

Regaud pense qu'il ne faut pas y voir un effet direct des radiations. Il s'agirait plutôt d'une radio-sensibilité diffuse, les particules minérales de l'os faisant office de radiateurs pour créer des émissions secondaires. Les éléments anatomiques d'autre part sont eux-mêmes résistants et l'altération serait due à la perte de certaines propriétés physiologiques de la substance fondamentale.

Quoi qu'il en soit, l'ostéo-radio-nécrose est d'observation courante et nous avons eu à la constater dans les régions voisines des cavités naturelles de la face. Ses caractères sont d'être tardive et de constituer des séquestres se mobilisant mais n'ayant aucune tendance à s'éliminer ni à s'user.

Nous suivons actuellement un malade traité il y a plus de trois mois pour une tumeur de l'ethmoïde et porteur d'un volumineux sequestre de l'apophyse orbitaire du frontal qui n'a aucune tendance à s'extérioriser.

Il semble toutefois ne pas en être de même des sequestres clivés par des boyaux épithéliaux néoplasiques que les rayons ont détruits. Ceux-là suivent le travail de détersion de la tumeur et disparaissent plus rapidement par élimination massive ou destruction progressive.

Dans les cas que nous avons eu l'occasion d'observer, nous n'avons pas noté de semblables nécroses, mais toujours une réaction très précoce et très tenace se manifestant par un œdème des aryténoïdes d'abord de l'épiglotte et des lames thyroïdiennes elles-mêmes. Nous avons attribué à une périchondrite inflammatoire cet état œdémateux qui nous a paru, autant que nous ayons pu en juger, demeurer un phénomène bénin sans destruction du cartilage. Mais on avait employé dans ces cas des doses modérées et bien filtrées.

Nous avons pu faire la même constatation à propos d'une irradiation pour épithelioma de l'oreille. Tandis que les téguments voisins ne montraient aucune réaction inflammatoire, la portion cartilagineuse du conduit présentait un œdème marqué qui persista longtemps mais ne donna lieu à aucune perte de substance. Là encore on avait pris des mesures spéciales de filtrage au voisinage du conduit.

Il faut donc reconnaître au cartilage une sensibilité particulière aux radiations, peut-être moindre que celle du tissu osseux mais légitimant malgré tout des précautions appropriées lorsqu'on intervient dans son voisinage. Des doses modérées, très filtrées et longtemps maintenues permettent d'agir efficacement sur les lésions néoplasiques en ménageant le plus possible les parties cartilagineuses sous-jacentes.

Ces exemples nous font voir combien il faut dans chaque cas particulier compter avec la réaction inflammatoire. S'il est vrai, en thèse générale, que plus un tissu est différencié et spécialisé, moins il est sensible aux radiations il n'en reste pas moins que cette loi vise uniquement la différenciation et la spécialisation des éléments cellulaires caractéristiques sans rien atténuer de la possibilité des réactions propres au tissu de soutien. Aussi ne faut-il pas s'étonner outre mesure de voir réagir à l'irradiation certains organes dont les éléments anatomiques particuliers sont par eux-mêmes suffisamment différenciés pour être pratiquement insensibles, cela par le fait d'une inflammation diffuse des axes conjonctivo-vasculaires. L'observation de faits de cet ordre n'est pas rare et nous pensons notamment qu'on peut rapporter à ce mécanisme l'atteinte fonctionnelle de certains conducteurs nerveux au voisinage d'un foyer d'irradiation.

Nous relatons dans nos observations un cas de cécité unilatérale survenue au cours du traitement curiethérapique d'un épithelioma de l'ethmoïde ayant probablement déjà envahi l'orbite. L'irradiation dura 7 jours et les rayons employés étaient très filtrés.

Comme l'ont fait remarquer Lannois et Sargnon, les cellules rétiniennes paraissent bien tolérantes aux radiations. Nous avons là d'ailleurs des éléments ayant atteint un haut degré de différenciation. Les fibres nerveuses ne devant pas davantage intervenir par elles-mêmes, nous pensons qu'il faut attribuer le phénomène à une réaction inflammatoire de la gaîne du nerf avec étranglement consécutif.

Cependant, si nous considérons que dès avant l'irradiation la vision était déjà moins bonne, nous pouvons penser qu'une névrite commençante a simplement été accentuée et précipitée sous l'effet de l'irradiation. Les névrites rétro-bulbaires consécutives à une ethmoïdite sont connues. Or, nous avions affaire à une tumeur probablement infectée qui avait peut-être amorcé la réaction inflammatoire et l'irradiation survenant n'aurait fait qu'accentuer les troubles congestifs et la propagation des éléments septiques.

Dans un cas de paralysie faciale observé au cours d'une irradiation pour épithelioma de la région auriculaire, nous avons cependant fait intervenir un processus différent. La tumeur intéressait la partie supérieure de la parotide mais la motilité de la face était intacte. La paralysie s'installa progressivement dans les jours qui suivirent le traitement et resta définitive. Il est à présumer que le facial

avait subi un commencement d'infiltration par
les cellules néoplasiques dont la destruction aurait
amené une dissociation et une irritation des fibres
nerveuses ou encore que dans la fonte du néoplasme
le nerf se trouvant baigné dans un pus septique, la
paralysie s'est installée comme dans une simple
otite moyenne suppurée.

Voici donc plusieurs modes possibles de réaction
pouvant intéresser des nerfs. La richesse des régions
de la tête et du cou en organes sensitifs et sensoriels,
en conducteurs nerveux de toute sorte, le voisinage
des centres eux-mêmes peuvent conditionner, lorsqu'on intervient par curiethérapie sur les tumeurs
qui s'y développent, des réactions qu'il est bon de
prévoir et parfois d'éviter. De telles réactions, nous
tenons à le répéter, ne sont pas le fait d'une action
élective des radiations sur des éléments fixes et pratiquement insensibles, mais des phénomènes secondaires, d'ordre inflammatoire ou infectieux. Nous
n'avons jamais observé d'accidents du côté de l'en-
céphale ou de ses enveloppes, même lorsque l'on
agissait à leur contact presque immédiat. Si de tels
faits ont été observés avec une certaine fréquence,
c'était toujours avec des irradiations très fortes et
de courte durée et une filtration souvent insuffisante.
Une intensité trop grande du rayonnement et dans un
temps trop court est dangereuse par les réactions
qu'elle détermine dans les tissus généraux. Elle favo-
rise les nécroses étendues, l'intervention locale des
éléments septiques et leur propagation.

Une telle action n'est pas moins dangereuse pour

les tissus vasculaires. On peut considérer pourtant
que les épithéliomas ont peu de tendance à intéresser
les vaisseaux. Une infiltration complète des tuniques
vasculaires n'est en général qu'un phénomène tardif :
elle expose lors de l'irradiation à une destruction
complète de ces tuniques et à l'hémorragie comme
un œsophage totalement infiltré se perfore fatalement
sous la même influence (Hautant et Moulonguet).
Ce fait étant difficile à préciser avant l'irradiation,
il est généralement prudent de faire la ligature pallia-
tive des troncs importants qui affectent quelque
rapport avec la tumeur.

Mais nous savons aussi qu'une irradiation trop
intense peut agir d'une façon nuisible sur les tissus
vasculaires même non infiltrés en nécrosant les petites
artères des axes conjonctivo-vasculaires. Regaud a
montré que dans ce cas des hémorragies répétées
pouvaient emmener le malade.

L'avenir des vaisseaux propres du stroma comme
celui du stroma lui-même présente d'ailleurs à un
autre point de vue une grosse importance, puisque,
pour employer l'expression de Rubens-Duval « la
défense efficace » de l'organisme en dépend, créant
ou non un élément de sécurité et de pronostic favorable.

Deux faits paraissent dominer les phénomènes de
la réaction tumorale : la destruction élective de cellules néo-formées, d'une part, la réaction du stroma
intervenant, d'autre part, et comme complément
par la phagocytose, et comme élément de réparation,
de restitution vers la forme normale du tissu néo-

plasié. L'arrêt des mitoses, les transformations morphologiques des cellules (hydropisie, maturation cornée hâtive et monstrueuse) annonçant leur cytolise et leur destruction par phagocytose sont des phénomènes connus. Pendant ce temps — et c'est Rubens-Duval qui mit en lumière l'importance de ce fait, — le stroma devient actif, s'hypertrophie, prolifère, pendant qu'une leucocytose abondante va coopérer à la destruction et à la résorbtion des tissus nécrosés. Travail de limitation comparable à celui que présentent normalement certaines tumeurs squirreuses à évolution ralentie, travail de destruction, travail de réparation, tels sont les phénomènes observables lorsque la réaction conjonctive s'effectue dans les meilleures conditions. Dans ce cas, la disparition du néoplasme et la réparation par du tissu cicatriciel s'effectuent parallèlement. Dans une irradiation idéale, les choses ne doivent donc pas se passer en deux temps consécutifs : nécrose d'abord, réparation ensuite ; il doit y avoir simultanéité. Si le stroma de la tumeur n'a pas résisté, on a perdu le bénéfice d'un processus de défense naturelle, on a ouvert la porte aux métastases, on a retardé la cicatrisation et favorisé les infections secondaires.

Diverses conditions interviennent pour permettre d'éviter dans la mesure du possible ces conditions défavorables ; l'état du stroma lui-même présentant les signes de défense efficace de Rubens-Duval (sclérose, éosinophilée, etc.), ou au contraire des signes de déficience (nécroses vasculaires et péri-vasculaires). Une irradiation pas trop brutale, de façon à ne pas créer de nécroses massives, enfin une filtration excellente respectant le plus possible l'intégrité des axes conjonctifs et permettant à la réaction leucocytaire de s'effectuer avec fruit.

G. Roussy, Mme Laborde et R. Leroux ont considéré le stroma conjonctif comme un élément capital sur lequel il faut concentrer toute son attention et qui doit être appelé à fournir les données de l'irradiation convenant à chaque forme histologiquement différente. En associant ce que nous pouvons savoir sur la sensibilité élective plus ou moins grande des cellules néoplasiques d'une part, sur l'aptitude du stroma d'autre part, on arrivera sans doute à codifier une méthode curiethérapique répondant à la multiplicité des cas.

OBSERVATION I

*Epithelioma de la fosse nasale droite a point de départ
ethmoïdal*

Cl... Joseph, 63 ans. Début probable dans les premiers jours d'avril 1923 par une petite tuméfaction à l'angle interne de l'œil droit qui bientôt s'indure et augmente de volume. Peu à peu l'œdème gagne toute la partie supéro-interne de la région orbitaire, les paupières sont tuméfiées, le globe oculaire lui-même légèrement exorbité.

Vers la fin de mai, écoulement muquo-purulent par la narine droite. Sensation de corps étranger, obstruction nasale.

Le malade vient consulter le 20 juillet 1923.

20 juillet 1923. — Exorbitisme accentué de l'œil droit, paupières œdémateuses, tuméfaction considérable de la région du grand angle. Vision diminuée à droite. Léger écoulement muquo-sanguinolent par la narine. Pas de douleur.

A la rhinoscopie antérieure : énorme masse bourgeonnante qui emplit littéralement la fosse nasale droite. Du côté gauche, muqueuse saine. On note cependant tout à fait en arrière une petite perforation de la cloison dans laquelle s'est engagé un bourgeon charnu.

A la rhinoscopie postérieure : rien de particulier, la tumeur n'est pas visible.

Biopsie faite par voie directe, dans la fosse nasale envahie, avec une pince plate de Luc.

Diagnostic histologique : épithelioma cylindrique.

Diagnostic : néoplasme à point de départ probablement ethmoïdal ayant envahi et partiellement détruit la paroi interne de l'orbite.

25 juillet. — Intervention sous anesthésie générale. Trans-maxillo-faciale. Abaissement puis ablation du labyrinthe ethmoïdal entièrement néoplasié. Excision

de la partie bourgeonnante de la tumeur ainsi que d'un prolongement pénétrant le sinus frontal et d'un bourgeon ayant traversé la cloison. Mise en place de 4 tubes de 10 milligrammes de radium-élément avec filtration de 0,5 millimètres de platine, 1 millimètre or et 3 dixièmes de millimètre d'aluminium pour les deux tubes les plus voisins de l'orbite. Un tube est introduit, entouré de gaze, dans la partie externe du sinus frontal ; un second tube est placé dans les mêmes conditions au niveau du rebord orbitaire interne. Les deux autres tubes sont appliqués contre la lame papyracée, l'un en avant, l'autre en arrière, entourés de gaze. La fosse nasale est tamponnée avec des mèches que l'on remplace chaque jour.

Le radium est laissé en place pendant 6 jours. Une aiguille de 10 milligrammes est maintenue 24 heures de plus dans la partie antérieure répondant au sinus maxillaire.

Au total : 4 tubes de 10 milligrammes pendant 6 jours, 1 tube de 10 milligrammes pendant un jour : soit 45 M. C. D. en 7 jours.

Dès le lendemain de l'opération, la température monte à 39°. Elle redescend progressivement pour atteindre la normale au bout d'une huitaine de jours. Au cours du traitement la vision a diminué progressivement du côté droit. Actuellement elle est nulle.

Le 6 août les parois de la cavité se décapent. Des débris sphacelés s'éliminent au milieu d'une abondante suppuration. Aucune douleur, pas de fièvre. On remarque sur quelques points des parties de la tumeur qui semble avoir été moins bien irradiées. Par mesure de précaution on fait une nouvelle application de radium vers le sinus frontal et vers le sinus maxillaire.

Le 9 août. — Anesthésie locale à la cocaïne ; injections traçantes à 1 % pour l'implantation de 6 aiguilles de 2 milligrammes de radium — éléments qui sont répartis en divers points de la tumeur. Au total 6 aiguilles de 2 milligrammes pendant 48 heures = 4,32 M. C. D.

Durée de l'irradiation : 48 heures.

25 août. — Fosse nasale remplie de débris sphacelés qui en masquent complètement les parois. Le travail

d'élimination se poursuit normalement. Légère réaction inflammatoire des téguments externes attribuable aux secrétions qui souillent le pansement occlusif. Ces téguments sont assouplis et se mobilisent aisément. Pas de douleur. Le malade dort bien. On maintient le drainage par des mèches de gaze remplacées chaque jour.

14 septembre. — Même aspect, mais moins de débris sphacélés, moins de suppuration. Un gros séquestre appartenant à l'apophyse orbitaire du frontal se mobilise et détermine quelques douleurs dans l'hémi-crâne droit. On pratique l'examen minutieux de l'orifice postérieur de la fosse nasale sans découvrir rien d'anormal de ce côté.

23 septembre. — Le malade accuse une sensation de battement dans l'hémi-crâne droit. Les cellules ethmoïdales achèvent de se détruire avec élimination de petits sequestres. On voit encore l'amorce des cornets moyens et inférieurs.

15 octobre. — La cavité se rétrécit. La muqueuse en certains points a repris son aspect normal. Pas d'amorces de récidive. Les douleurs ont à peu près totalement disparu. L'état général est satisfaisant.

OBSERVATION II

Epithelioma du rhino-pharynx

P... Henri, 72 ans. Début en octobre 1921 par une légère douleur au niveau du sinus frontal. Puis le malade remarque à plusieurs reprises quelques gouttes de sang lorsqu'il se mouche. Au bout de plusieurs mois la douleur devient continue et le malade mouche du sang chaque jour.

A ce moment il est soigné pour sinusite frontale. On se borne d'ailleurs à un traitement médical qui n'améliore nullement la situation. Douleur et sang persistent et le malade vient consulter le 8 février 1923, donc presque un an et demi après le début de l'affection.

8 février 1923. — Malade très amaigri. État général médiocre. Douleur que le malade localise à la région

frontale, exacerbée par la mastication. Écoulement séro-sanguinolent par la narine gauche. Surdité de l'oreille droite très ancienne.

A la rhinoscopie antérieure, on découvre à la partie postérieure de la fosse nasale une masse bourgeonnante.

A la rhinoscopie postérieure : tumeur saignante implantée sur la paroi supérieure du cavum à gauche et masquant l'orifice cohanal.

Au toucher, on a l'impression d'une tumeur limitée ; l'induration ne dépasse guère la zone d'implantation. En dehors d'elle la muqueuse est souple et mobile.

Biopsie avec une pince de Luc. La palpation révèle un ganglion cervical à gauche, gros et induré mais mobile.

Diagnostic : néoplasme limité du cavum occupant la partie gauche de celui-ci sans grande infiltration du voisinage.

Diagnostic histologique : épithélioma baso-cellulaire.

15 février. — Sous anesthésie générale, incision sur le bord antérieur du sterno, se prolongeant en haut et en dedans pour atteindre près de la ligne médiane le bord inférieur du maxillaire. Ligature du tronc thyro-lingo-facial veineux, ligature de l'artère faciale et de sa veine. Ablation des ganglions de la chaîne jugulaire. Nettoyage complet de la loge sous-maxillaire, ablation des ganglions et de la glande. Fermeture, drainage pendant 24 heures.

18 février. — Mise en place de 2 aiguilles de 6 milligrammes 25 et 2 aiguilles de deux milligrammes 50 avec filtration de 0,5 millimètres de platine. Le cavum est cocaïné avec une solution au 1/10. Mise en place du releveur du voile. Les aiguilles munies de fils de soie tressés sont portés à bout d'une pince droite et implantées dans la tumeur sous contrôle du miroir laryngo-scopique. Les fils sont attirés ressortant par les narines et sont fixés à la joue par une bande de leucoplaste. Un tamponnement postérieur assure le maintien de l'ensemble.

20 février. — Le tamponnement postérieur est

enlevé. En le retirant on ramène deux des aiguilles. La tumeur commençant à se ramollir, on a de la difficulté à réimplanter les aiguilles et on décide de les replacer toutes par voie nasale. A cet effet, chaque aiguille est introduite dans l'extrémité conique d'une plume de poule coupée à la longueur de 3 centimètres. Les fils de soie ressortent par deux trous percés latéralement et le tout est emmanché à frottement dur sur une tige d'acier de 10 centimètres de longueur. Les fils sont tenus tendus le long de la tige par une bague de leucoplaste. On a ainsi réalisé des sondes radiantes que l'on introduit par le nez jusqu'au contact de la tumeur. Les aiguilles radifférées sont maintenues par un tamponnement postérieur.

22 février. — On vérifie chaque jour la position des appareils qui sont bien supportés. On note déjà un certain sphacèle de la tumeur.

26 février. — Le radium est retiré après 8 journées complètes. Peu de réaction inflammatoire, pas de douleur, pas de température.

Total de l'irradiation : 2 tubes 2 milligrammes 50, 2 tubes 6 milligrammes 25, soit 25,16 M. C. D.

15 mars. — Les débris de la tumeur s'éliminent au milieu d'une assez abondante suppuration. En quelques points très limités, on note un peu de sphacèle de la muqueuse sous forme de fausses membranes blanchâtres. Etat général très satisfaisant. Le malade ne souffre plus, il dort et mange convenablement.

1er avril. — Toute trace de tumeur a disparu. Le cavum est complètement libre, la cicatrisation à peu près terminée. La muqueuse est redevenue souple, le malade a recouvré une parfaite santé.

17 octobre 1923. — La muqueuse a repris son aspect normal ; elle est souple et mobile au toucher, aucune trace de récidive ganglionnaire. L'état général est excellent.

OBSERVATION III

Epithelioma de la base de la langue.

B... Auguste, 50 ans. Début remontant au mois de septembre 1922. A ce moment, gêne légère de la déglulition et de la parole. Puis apparaissent des douleurs s'irradiant vers l'oreille droite. Salivation abondante.

Ces troubles s'accentuent, la déglutition devient extrêmement pénible. Entré à l'hôpital le 24 janvier 1923.

A l'examen, on découvre à la base de la langue une volumineuse masse bourgeonnante ulcérée par places, à développement surtout accusé à droite. On note également une infiltration de toute la région avoisinant la tumeur, se prolongeant jusqu'à l'épiglotte partiellement ulcéré. On évalue les dimensions de la tumeur à trois centimètres dans le sens antéro- postérieur, quatre centimètres dans le sens transversal.

Au palper, quelques ganglions cervicaux paraissant volumineux.

25 janvier. — Première intervention. Ablation des ganglions de la chaîne jugulaire et de la loge sous-maxillaire à droite. Incision en étoile, ligature du tronc veineux thyro-lingo-facial, ablation de plusieurs ganglions dont 3 particulièrement volumineux atteignent les dimensions d'une noisette. La loge sous-maxillaire est vidée de son contenu après ligature de l'artère et de la veine faciales.

6 février. — Ablation des ganglions du côté gauche suivant la même technique. Un seul ganglion paraît notablement envahi. Un fil d'algente est placé sur la carotide externe.

10 février. — Mise en place de 6 aiguilles, 2 de 6 milligrammes 25 de radium élément et 4 de 2 milligrammes 50. On procède par puncture directe dans la tumeur au moyen d'une pince courbe à pharynx et après cocaïnisation.

Dans les jours suivants, deux aiguilles s'étant déplacées, on les réimplante par voie sushyoïdienne après injection traçante d'une solution de cocaïne à 1 %, un doigt introduit dans la bouche vers la base de la langue, contrôle la bonne mise en place des aiguilles.

Durée de l'irradiation : 8 jours.
Dose en millicuries détruits : 32,40

25 février. — La tumeur est en plein travail d'éli-

mination. Peu de réactions des muqueuses voisines. État général bon, pas de douleurs.

1ᵉʳ mars. — Zone de nécrose déjà limitée par un travail de réparation excentrique. L'élimination des débris de la tumeur n'est pas encore terminée.

15 mars. — La tumeur est en pleine voie de cicatrisation. État général excellent, le malade quitte l'hôpital.

1ᵉʳ octobre. — Le malade revu ne présente plus trace de cicatrice, la muqueuse est souple et mobile. État général bon.

OBSERVATION IV
Epithelioma de l'amygdale

Mᵐᵉ C... 30 ans. — L'affection débute en mars 1922 par une petite ulcération de l'amygdale droite qui fait porter d'abord par le médecin le diagnostic d'amygdalite banale. En effet durant huit mois pendant lesquels la malade est enceinte l'affection reste stationnaire.

Le 28 octobre la malade accouche et dès ce moment les lésions évoluent avec une très grande rapidité : elles gagnent le pôle supérieur de l'amygdale et bientôt envahissent toute la loge et empiètent sur le voile du palais. La tuméfaction qui s'y développe fait encore porter le diagnostic d'abcès par plusieurs médecins. La malade vient alors à notre consultation. Elle présente une infiltration de la région amygdalienne droite et de la paroi pharyngée latérale évidemment néoplasique. Nous l'adressons à notre confrère le docteur Jacob pour traitement radiothérapique qui est entrepris en attendant résultat de l'examen histologique (on pense en effet plutôt à une tumeur d'origine conjonctive).

Examen histologique : épithelioma parakératosique.

Le traitement radiothérapique ayant atteint 4.165 R. par une porte d'entrée on entreprend le traitement curiethérapique (docteur Jacob).

11 janvier. — Inclusion dans la tumeur de 5 tubes

d'émanation dont on dispose immédiatement, 5 autres tubes sont demandés et implantés le 19.

23 janvier. — La tumeur entre en régression, l'ulcération tend à se combler.

27 janvier. — La symétrie est redevenue presque complète.

Il a été détruit au total : 12 millicuries.

22 février. — État général beaucoup meilleur.

Localement complet affaissement de la tumeur dans toute sa région supérieure. Pilier antérieur normal, pilier postérieur encore rouge. L'amygdale a repris sa dimension normale. Réaction insignifiante.

15 mars. — La guérison est complète.

La malade revue au mois d'août est restée complètement guérie.

OBSERVATION 5

Épithélioma de la gouttière pharyngo-laryngée droite.

B... Hippolyte, 63 ans.

Début paraissant remonter au mois de décembre 1922. A ce moment, quelques troubles de la déglutition. Ceux-ci au bout de deux mois deviennent particulièrement pénibles en même temps que la phonation devient défectueuse. Une adénite sous-maxillaire est apparue en janvier et augmente rapidement.

Examen le 15 mars 1923. — Volumineuse masse bourgeonnante occupant la gouttière pharyngo-laryngée droite. Base infiltrée. Grosse adénite sous-maxillaire droite, dure mais encore mobile.

Biopsie.

Diagnostic histologique : épithélioma baso-cellulaire.

Intervention le 21 mars sous anesthésie locale. Incision parallèle au bord inférieur du sterno donnant accès sur la région carotidienne et se recourbant en haut et au dedans pour découvrir la loge sous-maxillaire. Ablation des ganglions de la chaîne jugulaire après ligature de la thyroïdienne et de la faciale. La loge sous-maxillaire est vidée de ses ganglions et de la glande elle-même, le tout adhérent, et faisant corps avec la tumeur laryngée.

A l'aide d'un serre-nœud à chaud on extrait par voie buccale la partie bourgeonnante de la tumeur qui atteint la grosseur d'une prune. Le 5 avril, mise en place de 5 aiguilles de bromure de radium de 2 milligrammes 25 avec filtrage de 0,5 millimètres de platine. Ces aiguilles sont implantées dans la base de la tumeur mise à nu par l'ablation de la partie bourgeonnante. Il arrive à plusieurs reprises que le malade, pendant une quinte de toux rejette une ou plusieurs aiguilles, lesquelles sont remises en place quelques heures après. L'irradiation est ainsi prolongée jusqu'au 18 avril. La durée totale est donc de 11 jours, soit en radium-élément 33 M. C. D.

Pendant toute la durée de l'irradiation, le malade est alimenté à la sonde. Les douleurs cèdent dès les premiers jours qui suivent l'ablation des aiguilles.

La réaction fébrile est à peu près nulle.

Le 25 mai, le malade revu ne présente plus qu'un peu de rougeur au niveau du repli arythéno-épiglottique. Pas de ganglions.

15 juin. — Retour complet à la normale.

(N'ayant pas eu l'occasion de revoir le malade, nous avons voulu nous renseigner sur son état actuel et avons appris qu'il était mort dans le courant de septembre à la suite d'une hémorragie).

OBSERVATION VI

Epithelioma du larynx.

M... Eugène, 46 ans. Début paraissant remonter au mois d'avril 1922 ne s'étant manifesté que par un peu de gêne passagère. La dysphonie n'apparaît qu'au bout de 6 mois. En février 1923, légère gêne à la déglutition.

En mai, dysphagie très accusée et amaigrissement.

Examen le 15 juin. — État général médiocre.

Infiltration du vestibule du larynx. Épiglotte œdémateuse, cordes vocales bourgeonnantes. Dysphagie. Gêne respiratoire surtout la nuit.

Prélèvement d'un bourgeon sur une corde vocale au moyen d'une pince laryngée.

Examen histologique. — Épithelioma spino-cellulaire.

Diagnostic. — Épithelioma endo-laryngé avec infiltration vestibulaire et épiglottique.

Intervention le 18 juillet. — Trachéotomie haute. Une sonde en gomme introduite par l'orifice trachéal est poussée à travers la fente glottique et ressort par la bouche. On y attache un fil de soie tressée qui est attiré au moyen de la sonde et ressort en bas par l'orifice de trachéotomie, en haut par la bouche. Sur le trajet de ce fil on intercale 3 tubes de radium fixés à un centimètre de distance l'un de l'autre. Les tubes inférieurs sont de 10 milligrammes de radium-élément avec filtrage de 0,5 millimètres platine et un millimètre or, le tout dans un tube de caoutchouc de 2 millimètres d'épaisseur. Le troisième appareil contient 4 aiguilles de 2 milligrammes de radium-élément dans un tube de 1 millimètre or.

En tirant sur le bout supérieur du fil, on attire ce troisième appareil à travers la fente glottique dans le vestibule laryngé. Les deux tubes inférieurs restent en flèche dans le larynx. Cette disposition est maintenue pendant 4 jours. Au bout de ce temps, le deuxième tube est attiré dans le vestibule et les deux tubes sus-glottiques couchés de chaque côté de la base de l'épiglotte. Le troisième appareil reste dans le larynx.

Le sixième jour, les deux tubes inférieurs sont replacés dans la cavité laryngée, le troisième est détaché de la chaîne et les aiguilles qu'il contenait implantées dans la base de l'épiglotte. Trois aiguilles seulement peuvent être placées et l'une d'elles, rejetée le lendemain dans une effort de toux, n'est pas réimplantée.

Durée totale de l'irradiation : 7 jours.

Celle-ci comprend 31,20 millicuries détruits.

Pendant toute la durée de l'irradiation, le malade est alimenté avec des liquides.

Réaction fébrile légère ne dépassant pas 38,5 pendant les premiers jours.

1er août. — État satisfaisant. A l'examen laryngoscopique, vaste zone de nécrose répondant aux limites de la tumeur. Les cordes recouvertes de fausses membranes blanchâtres sont assez mobiles.

On supprime la canule. Le malade respire par son orifice de trachéotomie et par son larynx.

13 août. — L'orifice de trachéotomie s'étant refermé et d'autre part l'orifice laryngé étant suffisamment dégagé, le malade éprouve une certaine dyspnée nocturne, ce qui engage à lui replacer une canule dans son ancien orifice de trachéotomie.

D'autre part, un certain degré de dysphagie persiste. Le malade s'étrangle et rejette des aliments par son orifice trachéal. On écarte l'hypothèse de fistule trachéo-œsophagienne.

11 septembre. — A la laryngoscopie, zone de nécrose avec fausses membranes au niveau des replis ary-épiglottiques et de la bande ventriculaire gauche. Aryténoïdes tuméfiés.

Douleurs très diminuées. Déglutition toujours difficile.

22 septembre. — Gros œdème des aryténoïdes. Sphacèle au niveau des cordes. Légère dyspnée due à ce que des débris s'éliminent par la canule et l'obstruent. On ne retrouve dans ces débris rien qui rappelle le cartilage.

23 septembre. — Replis ary-épiglottiques et aryténoïdiens toujours œdémateux masquant l'entrée du larynx. Les lames thyroïdiennes elles-mêmes paraissent tuméfiées, périchondrite probable.

État général satisfaisant. Le malade mange bien et souffre peu.

10 octobre. — L'ensemble des phénomènes s'améliore. La tuméfaction des aryténoïdes diminue. L'épiglotte reprend ses dimensions normales.

Le malade paraît en bonne voie.

OBSERVATION VII

Epithelioma de la paroi postérieure du pharynx buccal et de l'hypo-pharynx.

Mme X..., 60 ans. Aurait été traitée antérieurement pour ulcère de la gorge. Se présente à notre examen en février 1923 avec une paroi postérieure du pharynx bourgeonnante, en quelques points ulcérée. Douleurs vives à la déglutition. Ganglions cervicaux.

Une biopsie d'un bourgeon gros comme un pois montre qu'il s'agit d'un épithelioma spino-cellulaire.

Le 14 mars 1923, sous chloroforme, avec l'assistance de notre confrère le docteur Deroye, ablation ganglionnaire par incision en étoile de Morestin et dans la même séance mise en place d'aiguilles fichées dans le néoplasme (4 aiguilles de 6 milligrammes de bromure de radium et 2 de 2 milligrammes : durée de l'application 7 jours.

Total de l'irradiation, en radium-élément, environ 18,70 M. C. D.

Les aiguilles tombées plusieurs fois ont dû être replacées en variant chaque fois leur position. Malgré cocaïnisation préalable, la remise en place est assez pénible. L'alimentation est assurée par sonde uréthrale laissée en place dans une fosse nasale.

La malade quitte la clinique le huitième jour. Consécutivement, radioréaction assez vive pendant 6 semaines à deux mois avec dysphagie surtout la nuit. Ensuite, amélioration très nette de tous les symptômes subjectifs. La paroi pharyngée paraît redevenue normale à l'œil et au doigt sauf quelques points encore suspects vers la partie inférieure, là où les aiguilles tenaient le plus difficilement.

Une deuxième application de deux tubes, de 10 milligrammes chaque de bromure de radium, avec filtration platine et or est alors pratiquée. Les deux tubes sont mis bout à bout dans une sonde uréthrale en gomme où ils sont maintenus à 15 centimètres de l'extrémité inférieure de la sonde engagée dans l'œsophage. Deux index (fils blancs) repèrent en haut et en bas le radium qui est ainsi facilement disposé au contact des parties suspectes, les dépassant largement en haut et en bas. Durée d'application, 7 jours.

Radio-réaction légère cette fois d'environ 3 semaines. A la suite, malade en bon état, plus de dysphagie. Paroi pharyngée postérieure d'aspect normal.

30 septembre 1923. — Réapparition d'une petite ulcération suspecte de la paroi postérieure du pha-

rynx à hauteur des aryténoïdes, deux ganglions cervicaux apparaissent à droite.

8 novembre 1923. — Ablation sous cocaïne des 2 ganglions cervicaux, l'un sous mastoïdien, l'autre sous claviculaire. Dans quelques jours on tentera nouvelle application de radium.

OBSERVATION VIII

Epithelioma de l'hypopharynx avec volumineux
ganglion jugulaire (omo-hyoïdien) gauche.

M. X..., 57 ans. Se présente à notre examen le 17 janvier 1923. Examen négatif des premières voies respiratoires.

Revu le 12 avril 1923, il présente un gros ganglion cervical gauche du volume d'un abricot.

L'examen montre au miroir laryngo-scopique, en faisant émettre fortement au malade la voyelle E, un petit bourgeonnement de la paroi postérieure de l'hypo-pharynx. Avec une pince droite et en s'aidant de la spatule de Bruninsg, on fait une prise du bourgeon.

Examen histologique : Epithelioma baso-cellulaire.

Un tube œsophagoscopique introduit montre le bourgeonnement de l'hypo-pharynx, mais les limites macroscopiques ne peuvent être nettement précisées.

Opération le 20 avril sous chloroforme. Ablation du volumineux ganglion cervical gauche qui fait corps avec l'omo-hyoïdien et la veine jugulaire et s'étend en bas jusqu'au confluent du vaisseau avec la veine sous-clavière. La jugulaire est liée au-dessus de son abouchement à la sous-clavière et enlevée avec la masse ganglionnaire, ainsi que de nombreux ganglions de moindre volume.

Vu la fatigue du malade, on ajourne l'application de radium jusqu'au 10 mai.

Pendant 6 jours et 20 heures, on laisse en place dans une sonde deux tubes de 10 milligrammes de radium-élément qui, placés bout à bout constituent un tube de radium d'environ 4 centimètres de longueur qui peut être déplacé en enfonçant ou retirant la sonde. Concurremment, alimentation au moyen d'une sonde nasale à demeure retenue par un fil à l'entrée des narines.

Total de l'irradiation : 24,60 M.C.D.

Ce traitement quoique pénible est bien supporté.

Radio-réaction consécutive d'environ 8 semaines, puis grosse amélioration de tous les symptômes jusqu'au commencement d'août. Alors, apparition d'un ganglion cervical gauche bien mobile qui regresse rapidement par 4 aiguilles de radium-élément de 2 milligrammes 5 chaque, fichés dans le ganglion et laissées en place 7 jours. Mais peu après, l'alimentation qui se faisait bien redevient difficile, les douleurs réapparaissent. Le néoplasme, trop étendu sans doute ou même insuffisamment irradié pour être stérilisé totalement, semble reprendre sa marche progressive.

CONCLUSIONS

1° Aujourd'hui la plupart des épithéliomas des premières voies respiratoires et digestives se réclament non plus du bistouri mais de la Curiethérapie. Même les épithéliomas spino-cellulaires les plus résistants subissent avec les méthodes modernes une régression totale ou paraissant totale.

2° Actuellement les améliorations de la technique portant sur une détermination plus précise de la sensibilité de chaque type histologique, sur les doses et les durées qui lui conviennent, réalisent au point de vue efficacité et sécurité un sensible progrès.

3° Un diagnostic topographique aussi exact que faire se peut, est une condition de la plus haute importance. Souvent possible par les voies naturelles il peut nécessiter la création d'une voie d'accès artificielle qui rendra plus facile le diagnostic et le traitement, permettant de réaliser une irradiation de tout le néoplasme, principe fondamental.

Les fosses nasales, le rhino-pharynx, l'oro-pharynx sont en général facilement abordables par voie artificielle (trans-maxillo-facial, ouverture large des sinus frontaux et maxillaires, agrandie au besoin par abrasion de la paroi interne de ce dernier, Krœnlein, etc...). Le larynx est directement abordable par laryngo-fissure ou stomie sous-jacente permettant le passage d'un fil sans fin, support de tubes radifères. L'hypo-pharynx resserré entre le larynx et la colonne vertébrale, conduit alimentaire qu'on ne peut exclure au cours du traitement, reste certainement la région où le diagnostic topographique autant que le traitement sont le plus difficiles.

4° Des méthodes d'application appropriées à chaque cas différents (mise en place de tubes, piquage d'aiguilles, sondes en gomme renfermant tubes de radium, fils sans fin attirant aiguilles ou tubes, etc...) permettent par des artifices variés de tourner les difficultés pratiques de la mise en œuvre.

5° Les réactions que détermine le radium dans les tissus sains ou pathologiques ne nous sont que partiellement connues. Les régions de la face, de la base du crâne et du cou étant particulièrement riches en organes sensitifs et sensoriels, en glandes dont la sécrétion interne possède une influence générale sur l'économie, il y aurait intérêt à approfondir au point de vue expérimental et clinique les perturbations que la réaction *inflammatoire* due aux radiations peut exercer sur ces organes.

6° L'exérèse ganglionnaire (chaîne jugulaire, sous-maxillaire, etc...) méthodique et aussi com-

plète que possible, donc le plus souvent sous anesthésie générale, constitue le premier temps de l'intervention.

www.ingramcontent.com/pod-product-compliance
Ingram Content Group UK Ltd.
Pitfield, Milton Keynes, MK11 3LW, UK
UKHW022112070726
13613UKWH00003B/1011